孟令超 著

好好吃饭也能瘦

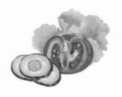

科学技术文献出版社
SCIENTIFIC AND TECHNICAL DOCUMENTATION PRESS
·北京·

图书在版编目（ＣＩＰ）数据

好好吃饭也能瘦 / 孟令超著. — 北京：科学技术文献出版社, 2022.4
ISBN 978-7-5189-8973-7

Ⅰ. ①好… Ⅱ. ①孟… Ⅲ. ①减肥—食物疗法 Ⅳ. R247.1

中国版本图书馆CIP数据核字（2022）第039028号

好好吃饭也能瘦

责任编辑：王黛君　宋嘉婧　　　　　责任出版：张志平
责任校对：王瑞瑞　　　　　　　　　特约编辑：张雪帆

出 版 者　科学技术文献出版社
地　　址　北京市复兴路15号　邮编　100038
编 务 部　（010）58882938，58882087（传真）
发 行 部　（010）58882868，58882870（传真）
邮 购 部　（010）58882873
销 售 部　（010）82069336
官方网址　www.stdp.com.cn
发 行 者　科学技术文献出版社发行　全国各地新华书店经销
印 刷 者　雅迪云印（天津）科技有限公司
版　　次　2022年4月第1版　2022年4月第1次印刷
开　　本　880×1230　1/32
字　　数　104千
印　　张　8
书　　号　ISBN 978-7-5189-8973-7
定　　价　65.00元

健身，也是在磨炼心性

　　熟悉我的人都知道，我是易胖体质，吃什么都会长胖。我曾试过不吃晚饭，但第二天早上空腹称体重，居然一点儿都没瘦。

　　鉴于这种体质，我平时尽量保持运动，并控制饮食，尽可能做到热量守衡。如果不需要拍戏，我可能会稍微松懈一些，想吃什么就吃什么。可一旦进组拍戏，为了塑造角色，我会提前增肌或减重，迅速调整自己的状态。

　　每次进剧组我都会带着私人教练孟令超，他还是一位优秀的营养师，因为经常在剧组做一些好吃又不发胖的美食，大家也喜欢叫他"剧组饲养员"。

我在剧组时，不管午饭还是晚饭，经常拉着导演和其他演员到车上吃孟令超做的健身餐。大家一边聊剧本一边吃东西，那种感觉特别轻松、舒服。

我跟孟令超合作了近10年。他在专职担任我的私人教练期间，一直帮助我完成增肌或减重。比如，在拍摄电影《金蝉脱壳2》的时候，我曾在30天内增肌了16斤；而为了拍摄电影《戴假发的人》，我通过他制定的餐食，50天内成功减重了30斤。

工作中，我对他的要求只有一个，那就是把健身餐尽量做得好吃一些。很多食物经过他的调整，我在减肥期也能毫无负担地吃香酥的烤肉、面食、新疆大盘鸡、炖羊肉汤、烤串等，给我一种"好好吃饭也能减重"的幸福感。

美食可以让人感觉放松、愉悦、满足，大部分人没有办法舍弃这种极易获得的治愈感，所以，在享受过后，我们还需要想办法解决有可能囤积的脂肪。践行本书介绍的"慢碳饮食法",并坚持运动,是相当有效的组合拳。

什么是"慢碳饮食法"呢?它是一种吃对就能瘦的饮食法,对普通人来说更容易坚持。

该饮食法主要是调整我们的饮食习惯,把每一餐的主食、肉类、蔬菜进行合理搭配,选择优质的碳水化合物、蛋白质、膳食纤维等,满足基础代谢,使身体更好地循环,然后让我们更有效地减肥。

书中除了营养健康的三餐食谱,还有明确的进食安排,哪怕是不了解营养成分的人也能轻松学习和实践。

可能很多人都经历过减肥失败,我也一样,这都是人生中常见的挫折和磨难,我们要学会坦然接受。只不过,在面对困难的时候,我们要调整好心态,千万不要气馁,健身和减肥都不是可以一蹴而就的事。

我想,每个人在生活中都有软弱、不自信的一面,但没关系,我们就是要在一次次的跌倒中重新爬起来,不断地磨砺自己,学会控制自己的情绪、欲望,然后慢慢成熟。而我也通过长期健身,磨炼了心性,获得了成长。

尤其在瘦了 30 斤以后，我最大的感受是，什么都不是一天练出来的，无论做什么，都要注意坚持和方法。

如今我把演戏当成终生奋斗的事业，大概会长期跟自己的易胖体质战斗下去吧。但我也悄悄想过，如果不当演员的话，我应该会是一个幸福的胖子。生活，就是不必辜负美食，也别放纵自己。我们可以在适度的享受过后，通过一些有效的方法保持好的状态。

希望你能通过阅读这本《好好吃饭也能瘦》，学会书中的减肥方法，健康、轻松地瘦下来。

演员

黄晓明

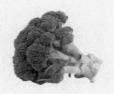

懒人小白拿起就能用的瘦身方案,

不需要费脑研究,按这套方案执行你就能瘦!

目 录 Contents

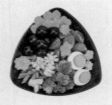
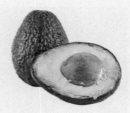
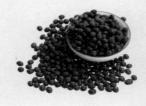

NO.2　　吃对就能瘦的饮食法

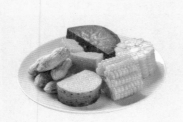
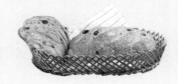
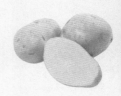

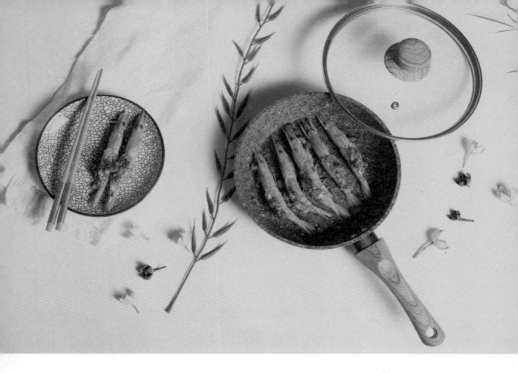

NO.3　减脂快手食谱

NO.4　好好休息就能瘦

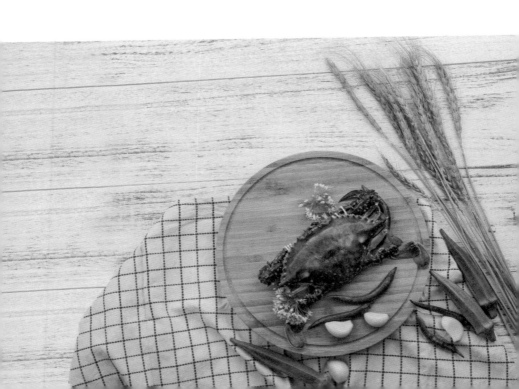

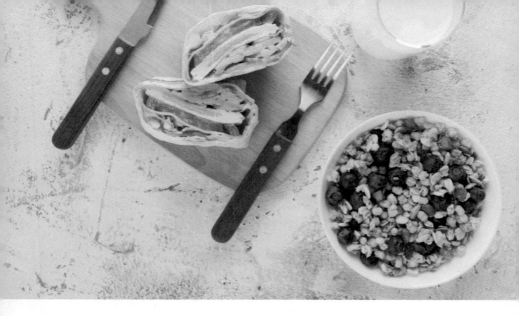

NO.5　哪些是瘦身的误区和智商税？

NO.6 增肌期的饮食方案

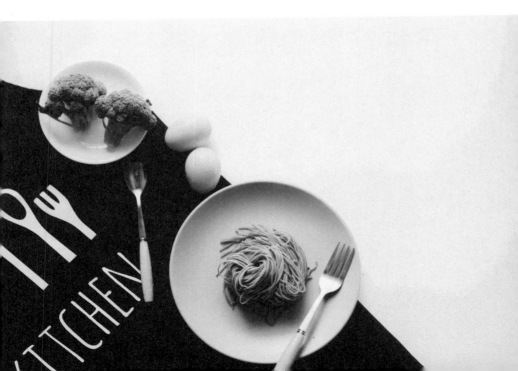

如果你真的想要拥有

理想的身材，

那么就请选择性地遗忘定点理论，

将更多的注意力集中在

日常行为习惯的调整上。

NO.1

你的最后一套瘦身方案

在成年期，我们的体重并不是恒定不变的。

对大多数人而言，体重会随着年龄的增长而缓慢增加。

这主要是因为基础代谢的降低和身体活动的减少。

第 1 节 ｜ 你为什么会胖?

在你开始阅读这本书之前，需要先明白导致肥胖的真正原因。肥胖的影响因素可以分为先天因素和后天因素，到底哪种因素对肥胖的影响更大呢?

体重是先天预定的吗?

观察研究表明：基因对肥胖具有重要的影响，影响比例高达 40% ~ 70%。如果父母双方体重正常，那么子女出现肥胖的概率仅为 10%；如果父母双方有一方超重或肥胖，那么子女出现肥胖的概率将上升到40%；如果父母双方都属于肥胖的人群，那么子女出现肥胖的概率将高达80%。因此，如果你的家人体形偏胖，那你需额外注重自己的健康管理，不仅要安排好日常饮食，还要坚持运动。

据此，科学家提出了一项重要的理论：定点理论（固定体重理论）。

定点理论认为：从遗传角度来讲，我们每个人都拥有一个预定体重。在漫长的生命岁月中，我们的身体会不断进行自我调节，使体重向预定体重靠拢。如果你的预定体重较重，那么即使减肥成功，体重反弹的概率也会大大增加；如果你的预定体重较轻，那么在增肌的过程中，将会困难重重。

有不少研究证据支持定点理论，例如：

（1）下丘脑一直在监控着我们的体脂含量，并努力使之保持在一个恒定范围内；

（2）过量进食后，受试者的热量消耗（基础代谢和生热作用）会在短时间内提高；

（3）体脂率增加后，受试者体内的瘦素含量会升高（有助于降低食欲）；

（4）热量摄入减少后，受试者体内的甲状腺激素含量会降低（有助于降低基础代谢）；

（5）体重减少后，受试者体内的胃饥饿素含量会升高（有助于增强食欲）。

总体而言，预定体重机制阻止体重增长的能力，要远低于它阻止体重降低的能力。当我们的体重出现增长，并维持一段时间后，人体可能会倾向于建立一个新的预定体重。

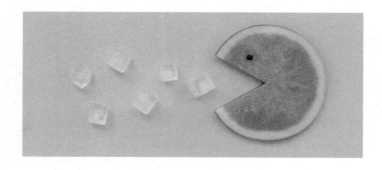

超哥小贴士

我们变胖其实不是因为脂肪细胞变多，而是因为脂肪细胞变大。

人的脂肪细胞的数量在青春期过后就基本定型了，普通人大约有300亿个白色脂肪细胞，变胖是因为这些细胞变大了。

对人们的肥胖程度的统计，也是存在"橄榄球定律"的，特别胖和特别瘦的群体都占少数，绝大多数人都处在微胖、微瘦或正常体重区间。

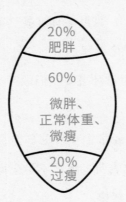

肥胖程度的"橄榄球定律"

生活习惯对体重的影响

定点理论的反对者认为：相比基因，后天的生活习惯对肥胖的影响更大。据此，他们提出了适应点理论。

适应点理论的研究证据包括：

（1）在成年期，我们的体重并不是恒定不变的。对大多数人而言，体重会随着年龄的增长而缓慢增加。这主要是因为基础代谢的降低和身体活动的减少。

（2）处于不同生活环境的两个人，即使基因组成相同（同卵双胞胎），也可能具有截然不同的体重。这一现象无法用定点理论解释。

（3）后天的生活环境对我们的行为习惯具有重要的影响。例如：

①工作性质：经常上夜班的群体，更容易出现睡眠不足的情况。研究表明：睡眠不足会增加肥胖的概率，即使日常饮食非常健康。

②收入情况：2018 年发表在《帕尔格雷夫通讯》杂志上的一项研究表明：在美国，肥胖群体发展速度最快的地区，也是最贫穷的地区。

③朋友圈：如果我们周围的朋友都喜欢高热量饮食、吸烟或饮酒，那么，我们被这些不良习惯影响的概率也会大大增加。

（4）后天出现的一些疾病也可能引发肥胖，如脑肿瘤、甲状腺功能衰退和卵巢囊肿。

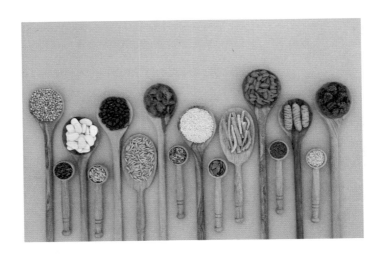

肥胖的影响因素

先天因素	基因特征	基因影响着人体的基础代谢率、生热功能、脂肪储存率、脂肪利用率、碳水化合物利用率、蛋白质利用率、饱腹感和饥饿感等
	性别	通常，女性的体脂含量（必需脂肪含量）要高于男性
	孕期饮食	研究表明：女性在怀孕期间摄入咖啡因，或选择高糖分、高脂肪饮食，会增加子女的肥胖概率
后天因素	年龄	对大多数人而言，体重会随着年龄的增长而缓慢增加
	饮食习惯	高热量饮食会增加肥胖的概率
	运动习惯	久坐（缺乏运动）会增加肥胖的概率
	生活习惯	后天的生活环境对我们的行为习惯具有重要的影响
	疾病	某些疾病可能会引发肥胖，如脑肿瘤
	药物	某些药物可能会刺激食欲，导致过量进食
	地域分布	不同地域的居民，可能有着截然不同的饮食习惯

忘掉决定论，人生是用来改变的

　　先天因素和后天因素到底哪一个对肥胖的影响更大？预定体重真的存在吗？这可能还需要更多的研究加以证实。

然而，可以肯定的是，定点理论并不等同于命运决定论。即使我们的预定体重在受孕的那一刻起就已经决定了，但是在漫长的生命岁月中，我们还是可以通过后天的努力来帮助自己逆天改命，无论是向着好的方向还是坏的方向发展。

　　毫无疑问，减肥并不是一件易事。但是，如果你真的想要拥有理想的身材，那么就请选择性地遗忘定点理论，将更多的注意力集中在日常行为习惯的调整上。

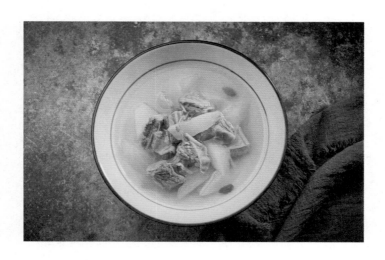

科学减脂方案的要素

减重速率	1. 保持每周 0.5 ～ 1 千克的减重速率 2. 当体重降低 10% 以后，进行 2 ～ 4 周的体重维持期 3. 当体重维持期结束后，根据自身情况，决定是否继续减脂
灵活性	1. 减脂饮食应（较为）符合个人口味 2. 饮食控制固然重要，但也不能过分影响日常社交，如朋友聚会
营养摄入	1. 热量摄入不宜过低，否则会影响正常的生理机能 2. 选择种类丰富的食物，尤其是水果和蔬菜 3. 当热量摄入低于 1500 千卡／天时，可考虑使用维生素和矿物质补剂 4. 每天饮用充足的水（＞ 2.2 升） 5. 每周选择一天作为放纵日（高碳水日），有助于提高新陈代谢，缓解压力
热量消耗	1. 每周至少进行 150 分钟低强度有氧运动（如快走）或 75 分钟中等强度有氧运动（如跑步） 2. 每周至少进行 2 次（天）力量训练，以锻炼全身各个肌群
综合健康	1. 保证充足的睡眠 2. 注意日常生活压力的缓解

第 2 节 | 制定你的减脂目标

正确评估自己的肥胖程度

如果你要减肥，首先你要制定一个合理的目标。很多人对自己没有正确的评估，例如，有些成年女性身高1.65 米，体重只有 45 千克，却认为自己很胖；也有些女性身高 1.6 米，体重 80 千克，却觉得自己体重刚刚好。

大家要明白，减脂塑身的目标是身心都达到健康、自然、美好的状态。追求过瘦的身材，对身心的危害很大。因此，首先请你客观判断自己的身体情况。

如何判断是应该减脂、增肌还是维持体重呢？从这两个维度考虑：

（1）心理上，你对自己身材的满意程度；

（2）生理上，身体的实际情况。

但在很多情况下，心理状态并不能真实反映生理状态，比如一些体重过轻（营养不良）的女性，由于错误的认知，仍然认为自己处于肥胖状态，因而持续减少热量的摄入，这对健康是非常有害的。

所以，在制订具有针对性的饮食或运动方案前，我们首先需要通过科学的评估方法，对自己的身体情况有一个正确的认识。

1. 身体质量指数

身体质量指数（Body Mass Index，BMI）是目前使用最为广泛的肥胖评估方法，只需测量身高和体重，就可以评估出男性和女性的身体情况。以下是BMI的计算公式：

$$BMI = 体重（千克）÷ 身高（米）^2$$

例如：一名体重为 70 千克，身高为 1.6 米的女性，BMI 为 27.34 千克 / 平方米。

世界卫生组织将 BMI < 18.5 千克 / 平方米定义为体重过轻；将 BMI ≥ 25 千克 / 平方米定义为超重或肥胖。

关于 BMI，需要注意以下四点。

（1）BMI 的评价标准建立在统计学基础上，所以存在一定的误差。

（2）BMI 不适用于儿童、青少年、老年人、孕妇和哺乳期女性。

（3）许多男性健身者和运动员的 BMI 都在 25 千克 / 平方米以上，这不是因为他们的脂肪含量较高，而是因为肌肉含量较高，肌肉密度＞脂肪密度。

（4）BMI 不能作为诊断肥胖的唯一方法，只能作为一种参考方法。

BMI 分类和身材判断

分类	BMI（千克 / 平方米）
体重过轻（3 级）	＜ 15
体重过轻（2 级）	15 ～ 15.9
体重过轻（1 级）	16 ～ 18.4
正常	18.5 ～ 24.9
超重	25 ～ 29.9
肥胖（1 级）	30 ～ 34.9
肥胖（2 级）	35 ～ 39.9
肥胖（3 级）	40 ～ 44.9
肥胖（4 级）	45 ～ 49.9
肥胖（5 级）	50 ～ 60
肥胖（6 级）	＞ 60

2．相对脂肪质量指数

许多医学专家认为：使用 BMI 来评估身体的肥胖程度并不可靠，因为它无法反映骨骼质量、肌肉质量和脂肪质量的比重。此外，BMI 也无法真实反映性别对体脂含量的影响，因为女性的体脂含量通常比男性更高。

2018 年，美国悉达斯－西奈医学中心的研究人员发明了一种更简单、更精确的肥胖评估方法——相对脂肪质量指数（Relative Fat Mass Index, RFM）。通过以下公式，我们只需测量身高和腰围，就可以估算出自己的体脂含量（％）：

男性：RFM=64 － [20× 身高（米）÷ 腰围（米）]

女性：RFM=76 － [20× 身高（米）÷ 腰围（米）]

与 BMI 相同，RFM 也存在一定程度的误差。腰围的测量方法为：将皮尺放在腰部最细的位置，放松、呼气，腹部不要被衣物遮盖，保持皮尺与地面平行。

3．体脂率

脂肪重量与体重的比值则称为体脂率（Body Fat Percent，BFP）。由于脂肪具有多种重要的生理作用，所以过高或过低的体脂率都会损害健康。下表是美国运动委员会针对体脂率所制订的分类方案。其中，必需体脂率是指为了维持正常的生理功能所必需的脂肪比率。

体脂率的分类方案

分类标准	男性 / %	女性 / %
必需体脂率	2～5	10～13
非常瘦	6～13	14～20
瘦	14～17	21～25
正常	18～22	26～31
超重	23～29	32～39
肥胖	≥30	≥40

学会计算每日的热量消耗

减脂饮食方案制订的第一步就是计算每日的热量消耗。

人体主要通过五种途径消耗热量：①基础代谢；②身体活动；③食物热效应；④生热作用；⑤生长发育。其中，前三种途径占绝大多数比重。

1. 基础代谢

基础代谢是人体在安静状况下，为了维持正常的生理功能（如呼吸、血液循环和大脑活动等），所消耗的最低热量。在日常使用中，基础代谢通常用基础代谢率（Basal Metabolic Rate, BMR）来表示。基础代谢率是指人体在安静状态下的热量消耗率。

基础代谢率的高低对体重的维持、增长和降低具有重要的影响。对普通人而言，基础代谢率可以占全天总热量消耗的 60% ~ 75%。统计学研究表明：女性的平均基础代谢率为每天 21.6 千卡 / 千克，男性则为每天 24 千卡 / 千克。例如：一名 60 千克的女性，每天通过基础代谢可消耗 1296 千卡热量（60 × 21.6）。需要注意：通过这种方法所得出的基础代谢率存在 25% ~ 30% 的误差。

除了以上方法，我们还可以利用一些数学公式来计算基础代谢率。当然，无论使用哪种计算公式，所得出的结果都会存在一定的误差：

（1）Mifflin–St Jeor 方程式

基础代谢率（男）=10 × 体重（千克）+6.25 × 身高（厘米）— 5 × 年龄（岁）+5

基础代谢率（女）=10 × 体重（千克）+6.25 × 身高（厘米）— 5 × 年龄（岁）— 161

（2）Katch–McArdle 方程式（计算的是静息代谢率，而不是基础代谢率）

静息代谢率 =370+21.6 × 体重（千克）×（1 — 体脂率）

例如：一名体重为 60 千克，身高为 160 厘米，年龄为 30 岁，体脂率为 30% 的女性，通过 Mifflin-St Jeor 方程式所得出的基础代谢率为 1289 千卡 / 天，通过 Katch-McArdle 方程式所得出的静息代谢率为 1277 千卡 / 天。

影响基础代谢率的因素有很多，主要包括：

（1）肌肉含量。通常，肌肉含量越高，基础代谢率越高。2005 年发表在《美国临床营养学杂志》上的一项研究表明：肌肉含量对基础代谢率具有重要的影响。由于肌肉含量的不同，成年人之间的基础代谢率最多可以相差近 2.5 倍（2499 千卡 / 天 *vs.*1027 千卡 / 天）。

（2）身体表面积。通常，身体表面积越大，基础代谢率越高。

（3）体温。体温的改变（不论升高还是降低）会使基础代谢率升高。

（4）甲状腺激素含量。通常，甲状腺激素含量越高，基础代谢率越高。

（5）咖啡因的使用。使用咖啡因可以提高基础代谢率。

（6）年龄。年龄的增长会造成基础代谢率的降低，这主要是因为肌肉的流失所致。

（7）每日的热量摄入。当热量摄入减少时（节食或缺乏食物），基础代谢率也会随之下降（10%～20%）。这是人体的一种重要适应性机制，有助于延长我们在饥荒条件下的存活时间。但是，在减脂期，这种适应性机制也会阻碍体重的持续下降。

（8）基因。研究证明，基因对基础代谢也有着重要的影响。

2．身体活动

身体活动（日常活动和体育锻炼）可以增加25%～40%的热量消耗。全球肥胖人口不断增加的重要原因之一就是缺乏运动。

3. 食物热效应

食物热效应是指人体消化、吸收、运输、储存和代谢营养物质所消耗的热量。食物热效应通常占每日热量摄入的 5% ~ 10%。如果我们每日摄入 2000 千卡热量，通过食物热效应就可以消耗 100 ~ 200 千卡热量。

不同营养物质的食物热效应不同。蛋白质的食物热效应通常为 20% ~ 30%，碳水化合物的食物热效应通常为 5% ~ 10%，脂肪的食物热效应通常为 0 ~ 3%，酒精（不属于营养物质）的食物热效应通常为 20%。例如：摄入 1000 千卡热量的蛋白质可以使人体消耗 200 ~ 300 千卡热量，而摄入同等热量的碳水化合物、脂肪和酒精，则可以分别使人体消耗 50 ~ 100 千卡、0 ~ 30 千卡和 200 千卡热量。

4. 生热作用

生热作用是人体产热的一种过程。在严寒、饥饿和创伤等环境下，人体会消耗小部分能量用于产热，以维持正常的体温。

5．生长发育

我们从五六斤的婴儿生长为一百余斤的大人，这种典型的生长发育，也会产生热量消耗，特别是青春期发育阶段。

一个月最多可以减多少脂肪？

在不影响健康的前提下，一个月最多可以减去多少脂肪？我认为这是减脂者应该最先明确的问题。

答案可能会出乎你的意料：4％左右的当前体重。比如，如果你目前的体重为 50 千克，你一个月最多可以减掉 2 千克；如果你体重 100 千克，那么你一个月最多可以减掉 4 千克。

世界卫生组织倡导全世界科学减肥：每周只减重

0.5 ~ 1千克。这种"均速"减肥的方法，令脂肪体积慢慢收缩，皮肤有足够的恢复时间，对身体损伤小且不易反弹。

这是因为，从理论上讲，脂肪燃烧的上限是每周1千克。当然，在脂肪减少的过程中，肌肉与水分含量也会发生变化，进而影响体重。

因此，安全减重范围为每周0.5 ~ 1千克。当减重速度超过该范围时，营养不良、胆结石等疾病的出现概率将大幅度增加。

能量平衡是减脂的重要理论基础。当热量摄入小于热量消耗时，人体会处于负能量平衡状态，从而引起体重的降低。所以，我们在减脂过程中，不仅需要减少每日的热量摄入，还应该相应地增加每日的热量消耗，只有这样才能够最有效率地减脂。

当你开始科学减脂时，体重下降会呈现出先快后慢的规律。刚开始由于部分水分流失，体重的下降速度会稍快一些，约 1 周后，体重下降速度变缓，这完全属于正常现象。如果你想在减脂期避免肌肉过量流失，请务必保证蛋白质的充足摄入。

减重速度策略：

（1）保持每周 0.5 ～ 1 千克的减重速率。

（2）当体重降低 10% 以后，进行 2 ～ 4 周的体重维持期。

（3）当体重维持期结束后，根据自身情况，决定是否继续减脂。

如今，网络上充斥着五花八门的快速减脂饮食法，这些饮食法声称能够帮助使用者快速减重，例如，1 个月减重 15 千克。然而，在这样的减重速度下，使用者减去的体重大多都来自水分和肌肉，而不是脂肪。当他们恢复正常饮食后，体重也会在几周内快速反弹。统计数据表明，这些快速减脂饮食法的体重反弹率高达95%。

不要相信市面上那些快速减重的饮食方法。科学的减脂方案应该使你在长时间内维持健康的体重，而不是陷入体重反复增减的怪圈。体重的反复增减不仅会影响你的自信心，还会对健康造成严重的损害。

大家要注意，避免上当受骗！

不同体形的瘦身策略

受基因遗传等因素的影响，一些人容易在上肢堆积脂肪，而另一些人容易在下肢堆积脂肪。根据脂肪的分布特征，我们可以将人的体形划分为苹果形身材和梨形身材。

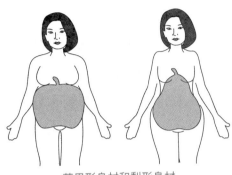

苹果形身材和梨形身材

1. 苹果形身材

苹果形身材，也称为上肢肥胖型身材，特征有：

（1）脂肪更容易堆积在上肢，而不是下肢；

（2）面部通常较为圆润；

（3）脂肪以内脏脂肪（腹部脂肪）为主。男性的腰围通常大于 102 厘米，女性的腰围通常大于 88 厘米。

相比下肢肥胖（梨形身材），上肢肥胖（苹果形身材）更容易引发心血管疾病、2 型糖尿病和高血压等多种疾病。因为内脏脂肪不仅会影响肝脏的正常代谢功能，还会生成细胞因子，从而引发炎症。

除了遗传因素影响，雄性激素含量过高、碳水化合物摄入量过高、酒精摄入量过高和吸烟也会增加上肢肥胖的发生率。所以，苹果形身材在男性群体中更为常见。

对于苹果形身材，脂肪主要堆积在腹部，而消灭腹部脂肪最有效的方法就是科学的饮食和规律的运动。相比皮下脂肪（集中在臀腿等部位的脂肪），腹部脂肪的消除难度更低。

2. 梨形身材

梨形身材，也称为下肢肥胖型身材，主要有两个特征。

（1）脂肪更容易堆积在下肢，而不是上肢。

（2）脂肪以皮下脂肪为主，而不是内脏脂肪。

虽然皮下脂肪的消除难度比内脏脂肪更高，但下肢肥胖对健康的危害程度却远小于上肢肥胖。除了遗传因素影响，雌性激素和黄体酮激素含量过高也会增加下肢肥胖的发生率，所以，梨形身材在女性群体中更为常见。

需要注意：绝经后，女性体内的雌性激素含量会降低，在这种情况下，脂肪更容易在腹部堆积。

苹果形身材人群和梨形身材人群的饮食建议

体形划分	饮食建议
苹果形身材	1. 日常饮食应以中 - 低升糖指数 / 血糖负荷[1] 食物为主 2. 适量减少碳水化合物的摄入，并增加蛋白质和蔬菜的摄入 3. 避免过多的糖分摄入 4. 避免吸烟和过量饮酒 5. 选用富含单不饱和脂肪酸的食用油，如菜籽油和橄榄油 6. 每天摄入充足的维生素 D 和钙
梨形身材	1. 减少脂肪的摄入，尤其是饱和脂肪和反式脂肪的摄入 2. 将部分饱和脂肪替换为不饱和脂肪 3. 避免加工食品和油炸食品 4. 适度参考苹果形身材人群的饮食建议

[1]　升糖指数和血糖负荷的概念将在第二章详细介绍。

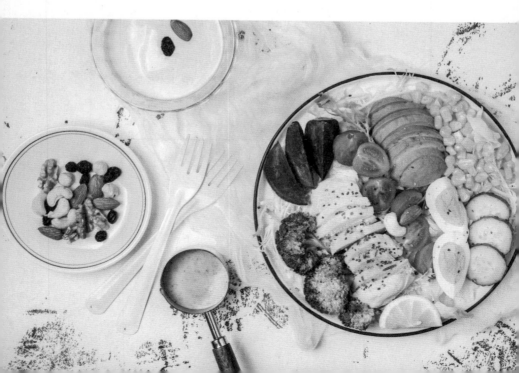

第 3 节 | 制订你的专属减肥日程表

第一步：计算每日的热量消耗

减脂饮食方案制订的第一步就是计算每日的热量消耗。

假设某人的每日热量消耗为 2500 千卡，那么如果他想减脂，就应该把每日的热量摄入减少至 2500 千卡以下。

这里以唐女士为例，向大家详细介绍减脂饮食方案的制订方法。唐女士的年龄为 30 岁，身高为 160 厘米，体重为 60 千克，体脂率为 30%。

假设唐女士的身体活动等级为"低运动量"，那么她的每日热量消耗（EER）则为 2077 千卡。需要注意：每日热量消耗的计算结果存在误差。假设唐女士的每日热量消耗不存在误差，那么她在减脂前的每日热量摄入应为 2077 千卡（34.6 千卡 / 千克体重）。也就是说，每日摄入 2077 千卡热量将使唐女士的体重维持不变。

第二步：建立初始饮食方案

在建立初始饮食方案前，我们还需要对唐女士的饮食结构进行一定的调整。

（1）脂肪：每克脂肪含有 9 千卡热量。在减脂期，健身者每天应摄入 0.5 ~ 1 克 / 千克体重的脂肪。本次计算，我们将唐女士的脂肪摄入量定为 1 克 / 千克体重。

（2）蛋白质：每克蛋白质含有 4 千卡热量。不同群体的蛋白质需求量不同。本次计算，我们将唐女士的蛋白质摄入量定为 1.2 克 / 千克体重。

不同群体的蛋白质需求量

身体活动等级	蛋白质需求量 (男,克 / 千克体重)	蛋白质需求量 (女,克 / 千克体重)
久坐	0.8	0.8
低运动量	1.0 ～ 1.2	1.0 ～ 1.2
适中运动量	1.2 ～ 1.6	1.2 ～ 1.4
高运动量	1.6 ～ 2.0	1.4 ～ 1.7

（3）碳水化合物:每克碳水化合物含有 4 千卡热量。唐女士的每日热量摄入为 34.6 千卡 / 千克体重,脂肪摄入量为 1 克 / 千克体重,蛋白质摄入量为 1.2 克 / 千克体重,所以她的碳水化合物摄入量=（34.6 － 1×9 － 1.2×4）÷4=5.2 克 / 千克体重。

通过以上调整,唐女士在减脂前的饮食方案应为:每千克体重摄入 1 克脂肪、1.2 克蛋白质和 5.2 克碳水化合物。其中,脂肪的热量占比为 26%,蛋白质的热量占比为 14%，碳水化合物的热量占比为 60%。

保持蛋白质和脂肪的摄入量不变，将碳水化合物的摄入量降低 1 克 / 千克体重，就是唐女士的初始饮食方案（第一天的减脂饮食方案）。

根据调整，唐女士的初始饮食方案应为：每千克体重摄入 1 克脂肪、1.2 克蛋白质和 4.2 克碳水化合物。其中，脂肪的热量占比为 29%，蛋白质的热量占比为 16%，碳水化合物的热量占比为 55%。

唐女士可以持续使用初始饮食方案，直到进入平台期（体重、体脂率和身体围度等指标不再发生变化）。

为了攻克平台期，我们需要进行第三步饮食调整。

第三步：将碳水化合物摄入量降低 0.5 克 / 千克体重

每日热量摄入的降低，必然会导致基础代谢率的下降，最终使减脂者进入平台期。虽然运动有助于提高基础代谢率，但解决这一问题的最好方法还是继续降低每日的热量摄入。具体方法是：缓慢地减少碳水化合物的摄入。

当唐女士进入平台期后，保持蛋白质和脂肪的摄入量不变，将碳水化合物的摄入量降低 0.5 克 / 千克体重。通过调整,唐女士的饮食方案变为: 每千克体重摄入 1 克脂肪、1.2 克蛋白质和 3.7 克碳水化合物。其中，脂肪的热量占比为 31%，蛋白质的热量占比为 17%，碳水化合物的热量占比为 52%。

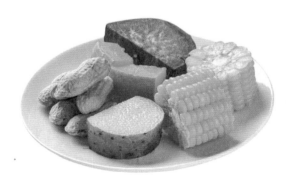

减脂阶段的饮食调整（以唐女士为例）

减脂饮食阶段	热量	碳水化合物		蛋白质		脂肪	
	千卡/千克体重	克/千克体重	%	克/千克体重	%	克/千克体重	%
减脂前	34.6	5.2	60	1.2	14	1	26
初始方案	30.6	4.2	55	1.2	16	1	29
第一次调整	28.6	3.7	52	1.2	18	1	31
第二次调整	26.6	3.2	48	1.2	18	1	34
第三次调整	24.6	2.7	44	1.2	19	1	37
第四次调整	24.6	3.6	59	1.2	19	0.6	22
第 N 次调整	13.3	1	30	1.2	36	0.5	34

循环进行第三步。每当到达平台期后，保持蛋白质和脂肪的摄入量不变，将碳水化合物的摄入量降低 0.5 克 / 千克体重。当唐女士的碳水化合物摄入量降低至 2.7 克 / 千克体重时，我们发现脂肪的热量占比超过了 35% 的警戒线（37%）。此时，保持总热量不变，降低脂肪

的摄入量（如降低至 0.6 克 / 千克体重）。通过调整，唐女士的饮食方案变为：每千克体重摄入 0.6 克脂肪、1.2 克蛋白质和 3.6 克碳水化合物。其中，脂肪的热量占比为 22%，蛋白质的热量占比为 19%，碳水化合物的热量占比为 59%。

继续循环进行第三步。大多数减脂者在碳水化合物摄入量降低至 1 ~ 1.5 克 / 千克体重之前，就能够获得理想的身材。如果你属于这类健身者，请直接跳至第五步，否则请进行下一步调整。

以上碳水方案建议循环使用。

每个人对碳水化合物的敏感度不一样，著名健美明星乔·卡特在中高碳水的饮食环境中还可以继续减脂，而健美运动员肖恩·雷在低碳水的情况下，依旧能维持高强度的体能训练模式。所以，你需要摸索出令你感觉舒适，还能缓慢减脂的专属减脂碳水比例。

第四步：加入高碳水日

　　当碳水化合物的摄入量降低至 1 ~ 1.5 克 / 千克体重时，我们的基础代谢率（水平）已经处于很低的状态了。为了防止基础代谢率长期过低，引起体重反弹，减脂者需要每隔 6 ~ 7 天进行一次高碳水日。在高碳水日，减脂者需要大幅度地提高碳水化合物的摄入量（提高至3 ～ 4克 / 千克体重），从而有效刺激基础代谢。

在严格饮食日，唐女士的饮食方案为：每千克体重摄入 0.5 克脂肪、1.2 克蛋白质和 1 ～ 1.5 克碳水化合物。而在高碳水日，唐女士的饮食方案则变为：每千克体重摄入 0.5 克脂肪、1.2 克蛋白质和 3 ～ 4 克碳水化合物。

一些减脂者习惯把高碳水日称为放纵日，在该日食用一些高热量食品，如比萨、蛋糕和甜点等。高碳水日的适当放纵是允许的，但过度放纵则会打乱整个减脂进程，要注意把握好尺度。

第五步：维持理想的身材

6 ～ 7 天的严格饮食配合 1 天的高碳水日，最终会使你获得理想的身材（不建议将碳水化合物的摄入量降低至 1 克 / 千克体重以下）。此时，你又将面临一个新的问题：如何维持目前的良好身材？由于你的基础代谢率已经处于很低的水平，所以如果立即恢复减脂前的饮食，将会使身体的脂肪含量迅速提升。

在这种情况下，最明智的做法就是逐步提高碳水化合物的摄入量。从第四步开始，逐渐往回推进，每个阶段持续 1 ~ 2 周。例如，唐女士减肥成功时的饮食方案为每千克体重摄入 0.5 克脂肪、1.2 克蛋白质和 1 克碳水化合物。维持此方案约 1 周后，保持蛋白质和脂肪的摄入量不变，将碳水化合物的摄入量提高至 1.5 克 / 千克体重。此时，我们的身体将会产生一系列变化（基础代谢率提高），以适应更高热量的饮食。

持续进行以上操作，但一定要注意缓慢地提高碳水化合物的摄入量。当身体恢复十足的活力后，停止碳水化合物和热量的提升。此时，人体已经达到了新的能量平衡状态。

碳水摄入的要点：

（1）禁止长期低碳水的饮食生活，更禁止零碳水的饮食。急功近利并不能让减肥效果变好。长期低碳水会让皮质醇升高，瘦素下降，反而碳水越低人越胖。

（2）低碳水饮食期间，如果你感觉身体不舒服，请听从身体释放的信号。这个时候，你不可以再降低碳水摄入量，相反，你可以适当地增加一些碳水摄入。

（3）碳水数值方案随着你的生活和运动灵活调整。如果你今天要训练大肌肉群，那么你可以适当增加碳水摄入量。你可以在训练前 1 小时食用低升糖指数 / 血糖负荷食物，也可以在训练结束 30 分钟后，食用中－高升糖指数 / 血糖负荷食物。女生运动 1 小时可摄入 50 克碳水，男生运动 1 小时则可摄入 75 克碳水。

（4）多总结，多体验。当你尝试不同的组合模式、不同的运动模式后，你会发现这一切是动态平衡的，不是呆板的公式，这也是运动营养量入为出的精髓。

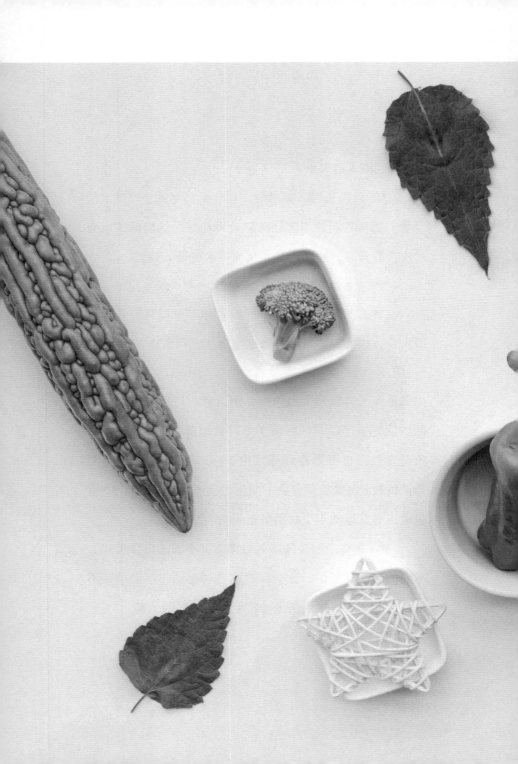

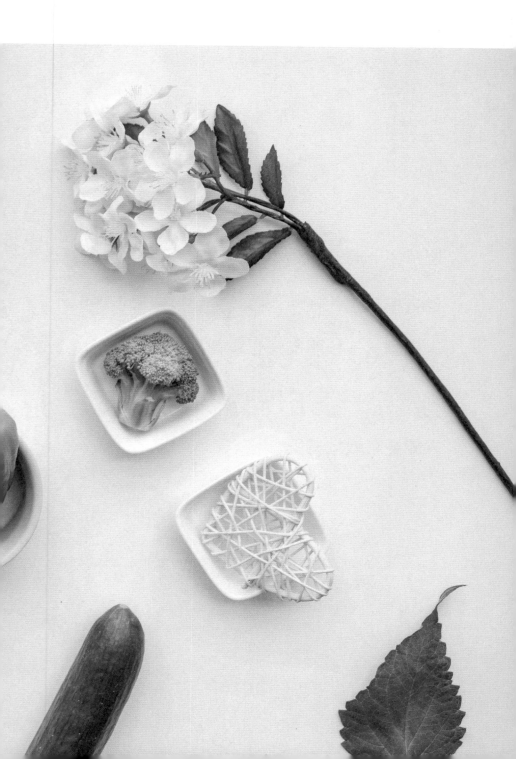

坚持了一周的**慢碳饮食**，

你有权利吃一顿**欺骗餐**，

去应酬，去和朋友开心聚餐，

激活一下自己的大脑

才能更有效地减肥。

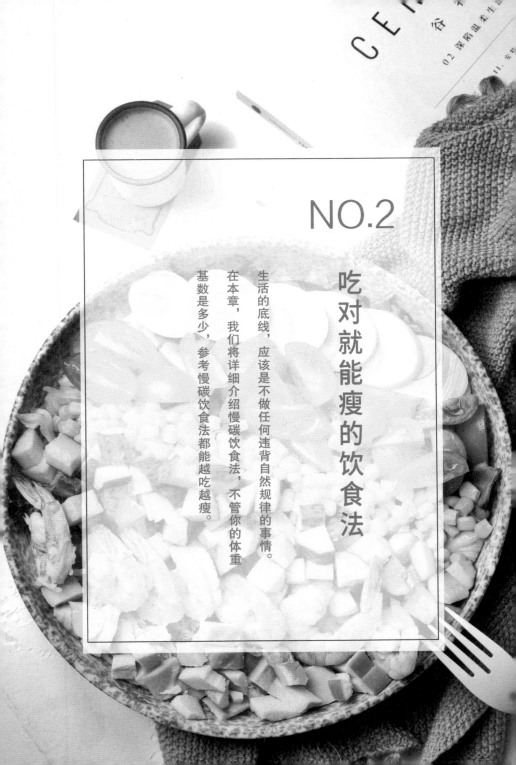

NO.2

吃对就能瘦的饮食法

生活的底线，应该是不做任何违背自然规律的事情。

在本章，我们将详细介绍慢碳饮食法，不管你的体重

基数是多少，参考慢碳饮食法都能越吃越瘦。

第 1 节 | 减脂期的饮食搭配

碳水化合物、蛋白质、脂质、维生素、矿物质和水统称为六大营养素。这些营养素不仅可以维持人体的正常生理机能，还能帮助我们抵御多种疾病。随着社会的发展，人们对健康的重视正在逐步提高，然而，我们日常饮食结构仍存在着众多问题。

（1）碳水化合物。我们的膳食纤维摄入量普遍偏低，这会增加便秘、痔疮和结肠癌等疾病的发病风险。此外，我们的糖分摄入量正在逐年增加。过多摄入糖分会增加肥胖、2 型糖尿病和代谢综合征等疾病的发病风险。

（2）蛋白质。我们的蛋白质摄入量普遍偏低，同时缺乏高品质的蛋白质膳食来源，如鱼类、低脂（脱脂乳制品）、家禽肉、豆类和坚果等。

（3）脂质。我们的脂质摄入量普遍偏高，然而，许多减脂人群的脂质摄入量却又远低于健康标准。脂质摄入量过高或过低都会对健康造成不利的影响。

（4）维生素和矿物质。我们普遍缺乏维生素（维生素 A、维生素 B_1、维生素 B_2、维生素 C）和矿物质（钙、镁、铁、锌、硒）。此外，我们的钠（盐分）摄入量普遍偏高，这会增加高血压和心血管疾病的发病风险。

（5）水。我们的饮水量普遍偏低，这不仅会危害健康，还会降低新陈代谢，影响运动水平。

以上种种问题，都能通过科学的饮食方法加以预防和改善。

选择优质的碳水化合物

在讲碳水化合物之前，我先给大家分享两只猴子的故事：

假设有两只猴子就快饿死了，濒死之际，它们意外得到了两种食物：一块肉和一个水果（假设肉和水果的重量相似）。如果两只猴子只能各选一种食物，你觉得是吃肉的猴子，还是吃水果的猴子能活下来呢？

答案是：吃水果的猴子活下来了。这是因为水果富含碳水化合物（即糖类），吃了能快速获得能量，而肉中所含的脂肪和蛋白质在体内的消化分解则需要较长的时间。

其实，我们的祖辈常常过着食不果腹的日子，所以他们对于主食的爱是刻在骨子里的。

然而，随着生活条件的极大改善，活在当下的年轻人普遍营养过剩，因此，我们无须吃太过精细的主食，相反，我们应该多食用相对粗糙的、未被深加工的主食。

在选择优质碳水化合物时，我们通常采用以下三大原则。

（1）将高升糖指数（血糖负荷）食物全部或部分替换为中、低升糖指数（血糖负荷）食物。例如：①将白米换成糙米；②将白面包换成全麦面包；③将白米换成白米和糙米的混合物。

（2）除了考虑食物的升糖指数（血糖负荷），还需要考虑食物中的其他营养成分含量，如脂肪和钠。一些低升糖指数（血糖负荷）食物可能含有大量的脂肪或钠。脂肪摄入量过高可能会引发肥胖、心血管疾病和结肠癌等多种疾病；钠摄入量过高可能会引发高血压。

（3）食物中的膳食纤维、蛋白质和脂肪含量越高，升糖指数和胰岛素指数就越低。所以，就餐时搭配高膳食纤维食物（如蔬菜）和高蛋白食物（如瘦肉），有助于降低这一餐的膳食升糖指数，从而控制血糖和胰岛素含量。

在这里,我们要详细介绍两个概念:升糖指数(Glycemic Index, GI ）和血糖负荷（Glycemic Load, GL ）。

1. 升糖指数

升糖指数,也叫作血糖指数,是一种可以反映食物对血糖含量影响的指标。升糖指数的范围值为 0 ~ 100,参照食物为葡萄糖（升糖指数 =100 ）。食物的升糖指数越高,对血糖的影响就越大（使血糖含量快速升高 ）。食物的升糖指数受多种因素影响,包括:

（1）食物的碳水化合物结构。食物的单糖含量越高,升糖指数值越高;直链淀粉和抗性淀粉含量越高,升糖指数值越低。

（2）食物中其他成分的影响。食物的膳食纤维、蛋白质和脂肪含量越高,升糖指数值越低。

（3）烹饪 / 加工方式。食物的烹饪 / 加工程度越高,升糖指数值越高。

（4）成熟度。成熟度越高的水果，含糖量越高，升糖指数值越高。

（5）个体差异。某种食物对血糖含量的影响因人而异。即使是同一个人，在不同时刻选择同一种食物，也可能出现不一样的血糖变化状况。

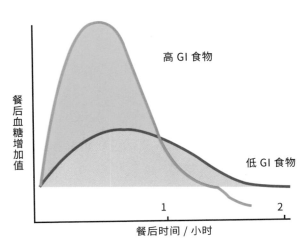

食用高 GI、低 GI 食物后的血糖增加情况

食物升糖指数值的影响因素

单糖结构	淀粉结构	其他成分	其他
葡萄糖	直链淀粉	膳食纤维	烹饪 / 加工方式
果糖	支链淀粉	蛋白质和脂肪	成熟度
半乳糖	抗性淀粉	有机酸	个体差异

　　升糖指数可以量化人体分解碳水化合物的相对速率。根据升糖指数的高低，所有含碳水化合物的食物可以被分为三类。

　　（1）低升糖指数食物：升糖指数 ≤ 55。来自低升糖指数食物的碳水化合物，被人体消化和吸收的速率更慢，也更容易稳定血糖。相比中、高升糖指数食物，低升糖指数食物的饱腹感更强，更适合减脂人群和糖尿病患者食用。

　　常见的低升糖指数食物包括大多数全谷物、蔬菜、水果和豆类等。

　　（2）高升糖指数食物：升糖指数 ≥ 70。来自高升糖指数食物的碳水化合物可以被人体快速吸收，并使血糖和胰岛素含量迅速提高。胰岛素大量分泌可能会导致脂肪堆积，食欲增强，并引发低血糖症（饭后出现眩晕和困倦等症状）。相比中、低升糖指数食物，高升糖指数食物更适合运动后的能量恢复。

常见的高升糖指数食物包括白面包、白米和玉米片等。

（3）中升糖指数食物：55＜升糖指数＜70，特性介于低升糖指数食物和高升糖指数食物之间。

常见的中升糖指数食物包括红薯、南瓜、爆米花和蜂蜜等。

当某一餐含有多种类型的食物时，它们的平均升糖指数值可以用下表的方法进行计算。其中，膳食升糖指数=碳水化合物比例×食物升糖指数。升糖指数测量的参照物为葡萄糖（升糖指数=100）。

几种常见食物的升糖指数计算

食物	可消化碳水化合物含量 / 克	碳水化合物比例	食物升糖指数	膳食升糖指数
红薯	23	0.43	63	27.1
全脂牛奶	6	0.11	39	4.3
苹果	10	0.18	36	6.5
橙汁	15	0.28	50	14

需要注意，升糖指数虽然是一种非常便捷的指标，但也存在着两大重要缺陷。

（1）升糖指数无法反映食物的碳水化合物含量。相比升糖指数，食物的碳水化合物含量对血糖的影响更大。在测量食物的升糖指数时，参照食物和测试食物的碳水化合物含量必须相同（通常为50克）。例如，在测量苹果和西瓜的升糖指数时，为了保证测量食物的碳水化合物含量相同，就需要选择375克苹果和1000克西瓜。虽然西瓜的升糖指数远高于苹果，但如果分别食用100克苹果和100克西瓜，就会发现它们对血糖的影响并没有明显差别。为了弥补这一缺陷，科学家引入了血糖负荷这一指标。

（2）升糖指数无法反映胰岛素的含量变化。当血糖含量升高后，人体就会分泌胰岛素降低血糖。但即使是相同升糖指数的两种食物，引起的胰岛素反应可能也不同。此外，升糖指数的测量基于食物中的碳水化合物含量，所以不含碳水化合物的食物就没有升糖指数。例如，牛排可以提供大量蛋白质，但由于碳水化合物含量极低，所以没有升糖指数。当碳水化合物摄入量较低时，牛排中的部分蛋白质会转变为葡萄糖，这同样可以引起血糖升高，促进胰岛素分泌。为了弥补这一缺陷，科学家引入了胰岛素指数这一指标。

2. 血糖负荷

由于血糖负荷可以反映食物中的碳水化合物含量，所以相比于升糖指数，它可以更好地反映某种食物对血糖含量的影响。

血糖负荷建立在升糖指数的基础上。血糖负荷 =1 份食物的碳水化合物含量（克）× 食物升糖指数 ÷100。1 个单位的血糖负荷相当于 1 克葡萄糖对血糖含量的影响。以苹果和西瓜为例：虽然西瓜是高升糖指数食物，但由于它的碳水化合物含量很低，所以血糖负荷反而低于苹果。

苹果与西瓜的升糖指数和血糖负荷对比

食物	每份含量 / 克	可消化碳水化合物含量 / 克	升糖指数	血糖负荷
苹果	120	16	39	6
西瓜	120	6	80	5

根据血糖负荷的高低，所有含碳水化合物的食物可以被分为三类：低血糖负荷食物（血糖负荷 ≤ 10）、中血糖负荷食物（10 < 血糖负荷 < 20）和高血糖负荷食物（血糖负荷 ≥ 20）。低血糖负荷食物通常都是低升糖

指数食物，而中、高血糖负荷食物的升糖指数可能很低，也可能很高。

和升糖指数一样，血糖负荷也无法反映胰岛素的含量变化。

选择优质蛋白质

蛋白质是减脂期间第二重要的营养素。我国近几年的文献普遍指出：中国人的蛋白质摄入（牛奶、肉类）远远低于平均值，也低于最低值。所以你大可放心地吃肉，而且蛋白质是能够帮助我们减肥的。

优质的蛋白质来源食物包括鱼类、低脂或脱脂乳制品、家禽肉、豆类和坚果等。

人体主要通过动物性蛋白质和植物性蛋白质获取蛋白质。其优质来源为肉、蛋、奶和豆。

肉，包括瘦肉和海鲜，如瘦牛肉、瘦猪肉、鸡胸肉、鸭胸肉、鱼肉、虾肉、鱿鱼、扇贝等。烹饪方式尽可能简单，少油少盐即可。所以，卤制、清蒸、水煮、低油嫩煎、低油炒、微波炉加热、空气炸锅加热等都是不错的选择。

蛋，包括鸡蛋、鸭蛋、鹌鹑蛋等。需要注意的是，蛋类的蛋清以水分和蛋白质为主，蛋黄则由水分、脂肪、蛋白质、维生素和矿物质构成。蛋黄的脂肪含量很高，因此蛋黄是不宜多吃的。成年女性每天可吃 1 ~ 2 个鸡蛋，成年男性每天则可吃 1 ~ 3 个鸡蛋。鸡蛋的食用形式应以荷包蛋、白水煮蛋、低油煎蛋和清蒸鸡蛋为主。

奶，指的是奶类（多指牛奶）和奶制品，全脂牛奶、低脂牛奶、脱脂牛奶、发酵酸奶都是较好的蛋白质来源。但需要注意的是，我们不可能只依靠牛奶来获取人体所需的全部蛋白质。举个例子，如果一位体重为 80 千克的成年男性试图通过饮用牛奶来补充蛋白质，那么他每天需要喝 3.4 升的牛奶，这不太现实。此外，全脂牛奶脂肪含量太高，通过喝牛奶补充蛋白质更容易造成热量的剩余，容易发胖。而我们常见的发酵酸奶，除了富含脂肪，通常还被添加了大量白砂糖以改善口感，你很可能会越喝越胖。所以，我建议大家买牛奶时，还是首选低脂或脱脂牛奶。

豆，指黄豆及黄豆制品，包括豆浆、豆腐皮、豆腐干、腐竹、豆腐脑等，它们都是不错的蛋白质来源。但是，与动物蛋白相比，植物蛋白的氨基酸比例会稍差一些，所以我们还是应该以摄入动物蛋白为主。

如果你目前正在进行或准备进行高蛋白饮食，请参考以下建议。

（1）定期体检，及时了解自己的身体情况。在某些情况下（如患有肾脏疾病）进行高蛋白饮食，可能会危害健康。

（2）保证饮食均衡，提高植物蛋白质的摄入比例，并食用充足的果蔬。

（3）将全天的蛋白质较为均匀地分配在每一餐中，避免某一餐摄入过多或过少的蛋白质。

这里，我为大家提供一个表格，大家可以看看自己每天需要摄入多少克的蛋白质。

不同群体与蛋白质需求量的对应关系（单位：克）

体重	人群			
	室内办公族	有轻微运动量的群体	每周规律运动达 3 次及以上的群体	专业运动员
50 千克	50	60	75	100
60 千克	60	72	90	120
70 千克	70	84	105	140
80 千克	80	96	120	160
90 千克	90	108	135	180
100 千克	100	120	150	200

适度摄入脂质

"脂质"不是肥胖的代名词，适量摄入脂质不仅有益于健康，还能够促进体内多余脂肪的消耗。但是，摄入过多的脂质却会对健康造成严重的危害，例如，长期摄入大量的饱和脂肪会引发心脏病和中风。所以，我们应限制饱和脂肪的摄入，并将部分饱和脂肪替换为不饱和脂肪。

反式脂肪是一种对健康有百害而无一利的脂肪，它会增加心血管疾病、中风和 2 型糖尿病的发病率。我们在购物时，经常会看到许多标有"零反式脂肪"的食品，但这些食品并不等同于健康食品，因为它们也可能含有大量的饱和脂肪。

在摄取脂质时，我们应该遵循以下三个原则。

（1）多食用不饱和脂肪。

（2）限制饱和脂肪的摄入。

（3）不食用反式脂肪和热带植物油（椰子油、棕榈油和棕榈仁油）。

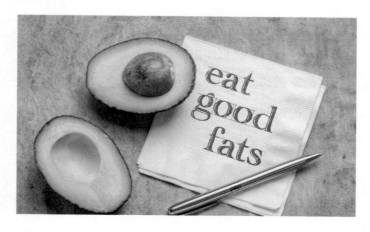

超哥小贴士

　　我们的日常饮食中，首选的脂肪是亚麻籽油、橄榄油和花生油。另外，每周应该摄入 1～2 次 ω-3 脂肪酸，这对身体非常有益，最好选用深海中小型鱼类。优质的鱼油、亚麻籽油、橄榄油等油脂都含有维生素 E，它可以保护脂肪不被氧化。

　　此外我要提醒大家，油类食品一定要买小瓶的！如果你有减肥计划，建议使用喷油壶，严格地控制用油量。

第 2 节 | 慢碳饮食法

其实，减脂期最重要的就是吃得"干净"——既不吃糖油混合物，也不吃反式脂肪。

只有把健康的生活方式和烹饪方式融入我们的生活当中来，才能保证长时间、最有效、不反弹、科学地减脂。

用慢碳饮食法选择食物

本节为大家介绍一种非常健康的饮食方法：慢碳饮食法（Slow Carb Diet）。慢碳饮食法的核心理念是将日常饮食中的高升糖指数／血糖负荷食物，全部替换为中－低升糖指数／血糖负荷食物，并去除油炸食品等高脂肪、高热量食物。

简单地说，就是升糖指数比较低的碳水化合物。注意，慢碳不是低碳，低碳是少吃碳水化合物。

慢碳饮食法的好处多多，比如，慢碳饮食含有更丰富的矿物质、膳食纤维、B 族维生素等。目前，慢碳饮食法已经取得了科学界的普遍认可。

在慢碳饮食法中，食物可以被分为四种类型：主食、蛋白质类食物、蔬菜和水果。

1. 主食

以下食物能够为我们提供充足的碳水化合物，并且全部属于中－低升糖指数／血糖负荷食物。

慢碳饮食法的规定主食

（营养成分含量单位：克 /100 克）

食物种类	碳水化合物	蛋白质	脂肪
面包 / 谷物 / 面			
黑麦面包	48.3	8.5	3.3
传统法棍	55.4	10.7	1.8
全麦面包（小麦）	42.7	12.5	3.5
燕麦	67.5	12.5	6.3
大麦	77.7	9.9	1.2
黑米	75.6	8.9	3.3
玉米（可食部分）	18.7	3.3	1.4
藜麦	64.2	14.1	6.1
荞麦	71.5	13.3	3.4
糙米	77.2	7.9	2.9
小米	72.8	11	4.3
意大利细面（全麦）	74.8	13.4	1.6
通心粉	73.2	12.5	1.8
意大利螺旋面	73.2	10.7	1.8
乌冬面	28	2.4	0.4
豆类			
红豆	62.9	19.9	0.5
黄豆 / 大豆	30.1	36.5	19.9
黑豆	64	22	0
菜豆	61.3	22.5	1.1
鹰嘴豆	62.9	20.5	6

食物种类	碳水化合物	蛋白质	脂肪
豆类			
小扁豆	63	25	1
绿豆	62.6	23.9	1.2
毛豆（熟）	9.9	10.9	5.2
蔬菜			
豌豆（鲜）	14.5	5.4	0.4
芋头	26.5	1.5	0.2
山药	27.9	1.5	0.2
红薯	20.1	1.6	0.1
土豆	17	2	0.1
紫薯	17.6	2.3	0.1
藕	17.2	2.6	0.1

说明：除毛豆外，所有食物的营养成分含量皆为生重时测量。

2. 蛋白质类食物

以下表中食物能够为我们提供充足的蛋白质，且仅含有少量的碳水化合物和脂肪。

慢碳饮食法的规定蛋白质类食物
（营养成分含量单位：克 /100 克）

食物种类	碳水化合物	蛋白质	脂肪
肉类 / 鱼类 / 海产品			
牛肉	0.2	21.2	3.7
猪肉	0	20.5	5.4
羊肉	0	20.6	4.5
马肉	0	21.4	4.6
驴肉	0	23.5	5
鸡胸肉	1.2	21.2	1.8
鸭肉	0	19.8	4.3
鹅肉	0	22.8	7.1
兔肉	0	21.8	2.3
鸽子肉	0	21.8	4.5
鲈鱼	0	17.7	2.3
鲤鱼	0	17.8	5.6
鲶鱼	0	16.4	2.8
三文鱼	0	19.8	6.3
金枪鱼	0	23.3	4.9
虾	0.9	13.6	1
龙虾	0	16.5	0.8
螃蟹	0	18.1	1.1
鲍鱼	6	17.1	0.8
章鱼	2.2	14.9	1
扇贝	3.2	12.1	0.5
蛤蜊	3.6	14.7	1.0
牡蛎	4.9	9.5	2.3

食物种类	碳水化合物	蛋白质	脂肪
乳制品 / 豆制品 / 蛋类			
低脂牛奶	4.8	3	1.5
脱脂牛奶	4.8	3	0
无糖酸奶	5.5	4.1	4.3
豆奶	3.3	2.9	1.7
豆腐	1.5	8	3.5
鸡蛋	0.7	12.6	9.5
鸡蛋清	0.7	10.9	0.2
鸭蛋	1.5	12.8	13.8
鹅蛋	1.4	13.9	13.3

说明：

（1）所有食物的营养成分含量皆为生重时测量；

（2）蛋白质类食物包括所有瘦肉、鱼类和海产品；

（3）每天的蛋黄食用量不宜超过 3 个。

超哥小贴士

（1）很多人认为减肥时不能多吃猪肉，其实这种想法大可不必有。你知道吗？猪的体脂率普遍比人类更低，你只要选择猪合适的部位食用即可（里脊肉、纯瘦肉、瘦猪排等就是很好的选择）。此外，注意烹饪方式，尽量少油。再告诉你一个冷知识：猪肉的肌酸含量比牛肉还高。

（2）不必担心鸡蛋黄所含的胆固醇，这是因为胆固醇也是人体必需的营养素之一。此外，胆固醇主要由人体自身合成，健康人士通过饮食摄入的胆固醇，其吸收率非常低。

只是你需要注意，鸡蛋黄的脂肪含量很高，因此，鸡蛋黄还是不可多吃。

3. 蔬菜

蔬菜可以为我们提供充足的维生素、矿物质和膳食纤维。

慢碳饮食法允许使用者选择除豌豆（鲜）、芋头、山药、红薯、土豆、紫薯和藕以外的所有蔬菜（以上蔬菜在慢碳饮食法中被归为主食）。

需要注意：①慢碳饮食法严禁所有的液态蔬菜，如胡萝卜汁；②减脂者应选择种类丰富的蔬菜。

4. 水果

慢碳饮食法的规定水果全部属于中 – 低升糖指数 / 血糖负荷食物，但是要注意：

（1）慢碳饮食法严禁所有的果汁。

（2）吃水果也需注意摄入量。《中国居民膳食指南（2016）》建议健康成人每天摄入 200 ～ 350 克水果。

慢碳饮食法规定水果的营养成分
（营养成分含量单位：克 /100 克）

食物种类	碳水化合物	蛋白质	脂肪
樱桃（甜）	16	1.1	0.2
李子	11.4	0.7	0.3
葡萄柚	8.4	0.8	0.1
杏子	11	1.4	0.4
梨	15.2	0.4	0.1
橙子	11.8	0.9	0.1
苹果	13.8	0.3	0.2
草莓	7.7	0.7	0.3
桃子	9.5	0.9	0.3
杧果	15	0.8	0.4
木瓜	18.8	1.2	1.2
猕猴桃	14.7	1.1	0.5
葡萄（绿）	18.1	0.7	0.2
香蕉	22.8	1.1	0.3
菠萝	13.1	0.5	0.1
西瓜	7.6	0.6	0.2

除了上述四种类型的食物，我们每日通常还会摄入食用油和调味料。慢碳饮食法对于食用油和调味料的使用建议如下。

食用油

在烹饪过程中，请选择富含不饱和脂肪的食用油，如橄榄油、菜籽油、花生油和玉米油等。坚果虽然也是不饱和脂肪的优质来源，但由于热量较高，所以一定要注意控制日常食用量。为了减少水溶性维生素的流失，慢碳饮食法建议大家将水煮菜替换为蒸菜或清炒菜。

调味料

慢碳饮食法允许使用绝大多数调味料。这意味着，你可以食用少量咸味调料（酱油、食盐等）和较大量的酸味调料（醋等）、辣味调料（花椒、辣椒、姜、葱、蒜）、鲜味调料（鱼露、味精、蚝油）及天然植物香料（八角、花椒、桂皮、陈皮等）。

大量研究表明，上述的天然香辛料对减肥、抗氧化、稳定血糖、延长预期寿命等都有诸多好处，大家可以抛下顾虑吃起来！

需要注意的是，减脂者不能吃太咸，即需要控制盐、味精、鸡精、酱油等咸味调料的摄入。这是因为盐里含有钠，钠吃多了就会锁住我们身体的水分，导致身体积水过多，新的水分摄入进来以后不容易排出，不利于降低体重。

另外，烹饪时还要注意限制甜味调料（蜂蜜、食糖、饴糖等）和高热量调料（沙拉酱、果酱等）的使用。

超哥小贴士

有人问我：什么人不适合慢碳饮食法？

事实上，绝大多数群体都可以尝试慢碳饮食法，但肠胃病人群（如胃溃疡患者）一定要格外小心。这是因为慢碳饮食以粗粮居多，该类食物不易消化。如果肠胃不好的朋友也想尝试慢碳饮食法，不妨吃些蒸熟的红薯、土豆、芋头、山药等主食。

第 3 节 | 伸手就知道吃多少

　　在减脂阶段，最理想的状态就是每天对食用的食物进行称重和计算。然而，在很多情况下，我们并没有为食物称重的条件，因此，学会对常见食物的营养成分含量进行估算，在减脂过程中尤显重要。

　　手掌饮食法是一种利用手掌或拳头大小估算食物营养成分含量的饮食方法。我们只需要在条件允许的情况下，对某种食物进行称重，然后再将该食物与手掌或拳头进行对比，就可以大致掌握这一食物的营养成分信息。

　　比如，我们一餐需要吃多少肉呢？就吃和自己手掌厚度相同的一块肉即可（肉的种类不限）。

另外，我们一餐应该吃多少主食呢？和自己拳头相同大小的主食即可（例如，和自己拳头相同大小的蓬松的杂粮饭团等）。

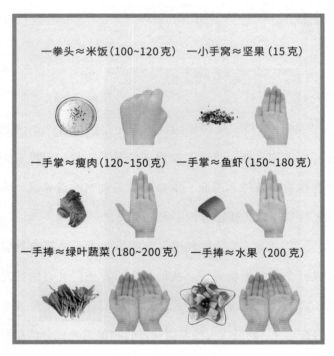

手掌饮食法应用示例

超哥小贴士

比例分配法

当食物的称重和估算都难以进行时，我们可以采用比例分配法。

将一餐中的主食、蛋白质类食物和蔬菜划分为 25%、25% 和 50% 的比例。这种划分方案有助于控制一餐的总体热量，帮助我们保持负能量平衡状态。

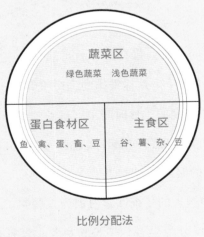

比例分配法

第 4 节 | 减脂期的进食频率

一日三餐和加餐方案

在减脂期，我们每日的饮食可以分为三次主餐和 N 次加餐（N ≥ 0）。这样安排的理由主要有三点。

（1）减脂期的进食时间不宜过长。

（2）两餐之间的间隔时间通常为 3 ~ 4 小时（食物在胃中停留的时间）。

（3）中国人的传统饮食习惯为三餐制。

主餐可以分为早餐、午餐和晚餐。每餐必须包括主食、蛋白质类食物和蔬菜，而且食物的选择应该符合慢碳饮食法的要求。需要注意：进行 8 ～ 12 小时饮食法时，我们的第一餐即为早餐，午餐和晚餐的概念以此类推。

　　加餐可以分为上午加餐、下午加餐、睡前加餐、运动前加餐和运动后加餐。加餐的食物搭配方案非常灵活，我们可以选择慢碳饮食法中的天然食物，也可以选择蛋白粉和蛋白棒等运动营养补剂。

减脂期的加餐方案（示例）

加餐类型	食物搭配方案
上午加餐	方案 1：中 - 低升糖指数 / 血糖负荷食物（主食 / 水果）＋蛋白质类食物（天然食物 / 酪蛋白粉）
下午加餐	方案 2：中 - 低升糖指数 / 血糖负荷食物（主食 / 水果） 方案 3：蛋白质类食物（天然食物 / 酪蛋白粉）
睡前加餐	蛋白质类食物（天然食物 / 酪蛋白粉）
运动前加餐	方案 1：中 - 低升糖指数 / 血糖负荷食物＋蛋白质类食物（天然食物 / 乳清蛋白粉） 方案 2：中 - 低升糖指数 / 血糖负荷食物
运动后加餐	高升糖指数 / 血糖负荷食物＋蛋白质类食物（天然食物 / 乳清蛋白粉）

注意：在运动后的加餐中，我们可以选择适量的高升糖指数／血糖负荷食物（如运动饮料）。这种做法有助于促进胰岛素的快速分泌，使葡萄糖和氨基酸等营养物质更快地进入肌肉中，从而帮助我们快速补充运动时被耗尽的糖原，并有效防止肌肉的分解。

在减脂过程中，每日的三次主餐必选，加餐则不做强制要求，大家根据自身的情况，灵活调整即可。哈佛医学院的营养学教授布莱克本建议：将全天的营养摄入量较为均匀地分配在每餐中，这不仅有助于维持全天的血糖稳定，还能够降低饥饿感的发生率。此外，在运动过程中，我们还应该根据运动强度和运动时间，决定自己是否需要使用运动饮料。下列表格中列出了非训练日和训练日的进食安排，可供大家参考。

非训练日的进食安排（示例）

进食类型	食物搭配	是否为必选项
早餐	主食＋蛋白质类食物＋蔬菜	✓
上午加餐	参考＊	✗
午餐	主食＋蛋白质类食物＋蔬菜	✓
下午加餐	参考＊	✗
晚餐	主食＋蛋白质类食物＋蔬菜	✓
睡前加餐	参考＊	✗

说明：＊指减脂期的加餐方案（示例）表，见第 79 页。

训练日的进食安排（以下午训练为例）

进食类型	食物搭配	是否为必选项
早餐	主食＋蛋白质类食物＋蔬菜	✓
上午加餐	参考＊	✗
午餐	主食＋蛋白质类食物＋蔬菜	✓
运动前加餐	参考＊	✗
运动后加餐	参考＊	✗
晚餐	主食＋蛋白质类食物＋蔬菜	✓
睡前加餐	参考＊	✗

说明：＊指减脂期的加餐方案（示例）表，见第 79 页。

注意：①运动前加餐时间：运动前 30 ~ 45 分钟。②运动后加餐时间：运动后 30 分钟内。③晚餐时间：运动后加餐的 30 ~ 60 分钟后。

间歇性禁食法

合理地控制进食时间，有助于我们预防和治疗肥胖。据此，科学家发明了一种非常有效的减脂饮食法——间歇性禁食法。什么是间歇性禁食法？

间歇性禁食法是指，仅在一天中的某个连续时段内进食，而在其他时间段禁食。

目前，最流行的间歇性禁食法是 8 小时饮食法：选择一天中的任意时段（连续的 8 小时）进食，而在其他时间段禁食。8 小时饮食法的进食时间完全取决于使用者的选择。使用者可以在 8:00—16:00 进食，也可以在 12:00—20:00 进食，甚至可以在 16:00—24:00 进食。

如果你属于久坐人群，那么请在一天中的 24 小时内，任意选择连续的 8 小时作为进食时间段，并在其他时间段内禁食。如果你是一名具有规律运动习惯的健身者，那么请在以下方案中任选其一。

方案 1：将运动时间安排在 8 小时的进食时间段内。

方案 2：空腹运动，并在运动后的 30 分钟内进食。例如，早上 8:00 开始运动，9:30 结束运动，10:00 开始吃饭（进食时间段为 10:00—18:00）。

需要注意：进行 8 小时饮食法时，我们的饮食结构并没有发生变化，改变的仅仅是每日的进食时间。进食时间的缩短可能会影响每日的进食总量，所以，在减脂初期，大家可以先尝试 10 ~ 12 小时饮食法。当每日的营养需求量下降到一定阶段时，再开始进行 8 小时饮食法。

在 8 小时饮食法的禁食阶段，我们虽然不能食用任何含有热量的食物，但仍然可以选择水、零热量饮料和茶等不含热量的饮品。从理论上讲，每天选择同一时间段进食，最有利于减脂。但是，如果某天你遇到了特殊情况，也可以灵活调整进食时间。

用能量密度低的食物饱腹

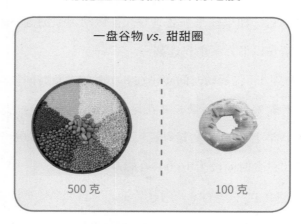

一盘谷物 *vs.* 甜甜圈

500 克　　　　100 克

同等热量的食物对比 1

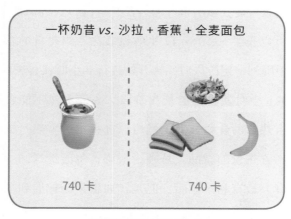

一杯奶昔 *vs.* 沙拉 + 香蕉 + 全麦面包

740 卡　　　　740 卡

同等热量的食物对比 2

能量密度是指每克食物所含的热量。例如，100 克苹果含有 52 千卡热量，那么它的能量密度就是 0.52 千卡 / 克。能量密度可以分为四个级别。

（1）极低能量密度：能量密度 < 0.6 千卡 / 克。

（2）低能量密度：0.6 千卡 / 克 ≤ 能量密度 < 1.5 千卡 / 克。

（3）中能量密度：1.5 千卡 / 克 ≤ 能量密度 ≤ 4 千卡 / 克。

（4）高能量密度：能量密度 > 4 千卡 / 克。

能量密度低的食物通常水分含量较高，虽然它们的重量很大，但热量较低，因为水分不含热量。这些食物的饱腹感更强，所以更有助于控制体重。

能量密度高的食物虽然重量很小，但热量较高，这些食物更容易让人发胖。下表是常见食物的能量密度。

常见食物的能量密度

极低能量密度 （＜0.6千卡/ 克）	低能量密度 （0.6～1.49 千卡/克）	中能量密度 （1.5～4千 卡/克）	高能量密度 （＞4千卡/ 克）
生菜	全脂牛奶	鸡蛋	巧克力
西红柿	烤土豆	全麦面包	培根
草莓	烤鱼	火腿	花生
西蓝花	香蕉	年糕	薯条
胡萝卜	豆类	白面包	植物油

第 5 节 | 19 条最有价值的饮食建议

我为大家精选了 19 条最有价值的饮食建议。采用以下的饮食建议，你不仅可以达到减脂的目的，还能收获更紧致的皮肤、更充沛的精力和更稳定的血糖等。每天改变一点点，3 周后你的生活将会发生质的变化。

（1）每日的膳食来源应以天然食物为主。在某些情况下，强化食品和运动营养补剂也可以成为某些营养素的有益来源，例如，使用蛋白粉补充蛋白质。但是，运动营养补剂无法完全替代天然食物。

（2）保证日常饮食中至少一半的谷物为全谷物，如燕麦、糙米等。

（3）食用种类丰富的蔬菜，包括深绿色蔬菜、红色蔬菜和橙色蔬菜等。

（4）食用低脂或脱脂乳制品，包括牛奶、酸奶、奶酪、豆奶和豆浆等。

（5）食用种类丰富的高蛋白食物，包括海产品、瘦肉、鸡蛋和豆类等。

（6）每周至少食用240克海产品，以保证充足的必需脂肪酸摄入。

（7）无盐坚果是蛋白质和脂肪的有益膳食来源。由于坚果的热量较高，所以每日的食用量不宜过多。

（8）加工肉类和加工海产品在以下情况下可以选用：低热量、低糖、低（饱和）脂肪、低钠（盐）。

（9）食用油是必需脂肪酸和维生素 E 的主要膳食来源，是健康膳食结构中必不可少的组成元素。大多数植物油都属于健康的食用油类型，包括菜籽油、玉米油、橄榄油、花生油、红花籽油、大豆油和葵花籽油。

（10）椰子油和棕榈油的饱和脂肪含量过高，不推荐选用。

（11）避免反式脂肪的摄入。富含反式脂肪的食物包括人造黄油、油炸快餐食品和包装烘焙食品等。

（12）限制糖分、盐分和饱和脂肪的摄入。

（13）钠的每日摄入量不应超过2300毫克。

（14）适量饮酒的标准：男性每天不超过2杯；女性每天不超过1杯。其中，1杯酒含有18毫升纯酒精，相当于一瓶360毫升的啤酒（酒精度为5%）。

（15）怀孕前，女性应努力保持健康的体重。

（16）对大多数女性而言，减脂期，每日摄入1200～1500千卡热量比较安全。

（17）对大多数男性而言，减脂期，每日摄入1500～1800千卡热量比较安全。

（18）每个人都有责任帮助周围的朋友改善健康，培养科学的饮食习惯。

（19）进行食物替换，具体方案见下表。

推荐的食物替换方案

原食物	替换食物	健康益处
白面包	全麦面包	膳食纤维含量更高
含糖饮料	无糖饮料	热量和糖分更少
罐装果汁	新鲜水果	糖分更少，膳食纤维含量更高
水煮菜	蒸菜／清炒菜	可以减少水溶性维生素的流失
罐装蔬菜	新鲜蔬菜	盐分（钠）更少
肥肉／脂肪含量较高的肉类	瘦肉或鱼	饱和脂肪更少
油炸肉类	烤肉	饱和脂肪更少
全脂牛奶	低脂或脱脂牛奶	热量和饱和脂肪更少
高热量沙拉调味料，如蛋黄酱	油醋汁	热量、饱和脂肪和胆固醇更少
高盐分食物	草本植物和天然香料调味食物	盐分（钠）更少

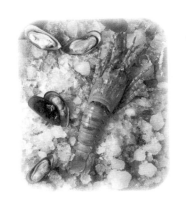

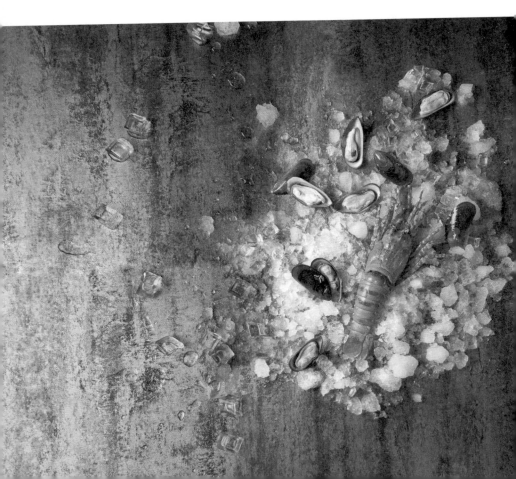

慢碳不是低碳。

低碳是少吃碳水化合物，

慢碳则是选择优质碳水，

也就是升糖指数比较低的碳水化合物。

NO.3

减脂快手食谱

别把减脂餐想得太复杂。我们一日三餐，用新鲜的食材简单烹饪，就可以实现减脂的目的。不要亏待了自己的胃，好好吃饭也能变瘦！

什么是减脂餐？沙拉或油醋汁拌菜就叫减脂餐吗？

其实，这种凉拌菜，夏天吃着的确爽口，可如果寒冬腊月也天天吃，早晚会把肠胃吃坏的。

由于在减脂期我们必须吃大量蔬菜，因此我建议大家多用不饱和脂肪含量高的健康好油烹饪蔬菜。这样炒出来的菜，不仅为身体补充了营养，还达到了减脂的目的，自己也能吃得满意。

谁说减脂餐就一定难以下咽呢？当舌尖遇到美食时，我们才能更积极主动地执行减肥计划。谁说减肥就要少吃，甚至节食呢？即便在减脂期，我们依旧可以大快朵颐。其实，一日三餐能吃饱、吃好，我们对甜食、垃圾食品的渴望就会减少很多，更容易减脂成功。

本章第 1 节我会为大家介绍一些减脂期可参考的食谱。用心烹饪，好好吃饭，美食、减脂两不误，减肥路上不迷路。

第 1 节 | 你的三餐食谱

早餐

一顿减脂早餐的示例：

（1）200克的蔬菜（如水煮西蓝花）。

（2）200克的蒸紫薯（或蒸芋头、蒸山药、蒸白薯、蒸玉米、蒸土豆），配上一枚白水蛋（可额外食用更多鸡蛋白），可以再加一些坚果。

（3）一杯250毫升的低脂牛奶、无糖豆浆或黑咖啡。

注意：本早餐摄入量以年龄 30 岁、体重 60 千克、基础代谢为 1250 ～ 1350 千卡的普通上班族女性为例。其他体重的男、女性朋友可以参照第 110 ～ 125 页的表格 [1]。

午餐

健康的杂粮饭

（1）准备好以下杂粮：20 克三色藜麦、20 克小米、20 克谷米、20 克红软米 [2]。用米箱同比例配好，搅拌均匀。

（2）把上述杂粮淘洗干净。如果想吃偏硬的饭，请加 160 毫升水；如果想吃偏软的饭，请加 180 ～ 200 毫升水。

（3）用蒸锅蒸 1 小时左右，便大功告成了。

---

[1] 以下两点需关注：①在第 110 ～ 125 页的表格中，我们建议的餐食摄入量基于运动量偏大的朋友，普通上班族需要将三餐摄入量减少 20% 左右（供参考：在 1 小时标准训练中，男性通常消耗 600 千卡，女性消耗 400 千卡）。②在第 110 ～ 125 页的表格中，早餐也同样可以饮用一杯 250 毫升的低脂牛奶、无糖豆浆或黑咖啡。

[2] 这里建议的单顿杂粮饭的摄入量同样以年龄 30 岁、体重 60 千克、基础代谢为 1250 ～ 1350 千卡的普通上班族女性为例。

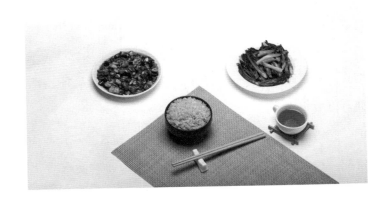

当然，如果你觉得每次做饭前搭配杂粮耽误时间，也可以提前配好一个月的杂粮饭，进行储备。

食材配比可参考如下比例：1 千克黄豆、1 千克绿豆、2 千克七色米、1 千克鹰嘴豆、1 千克小米、1.5 千克三色藜麦、1.5 千克亚麻籽、少量杏仁和核桃仁（果仁类需要适量放，每餐吃上几粒足矣）。

注意：杂粮饭是纯主食。当你的午、晚餐不含面条等其他主食时，再按上述步骤制作并食用杂粮饭。

肉酱意面

（1）取一块生的牛肉饼，拆碎后放在一旁备用。

（2）小火起锅，烧点橄榄油，再放一小块低脂黄油增香，注意这个过程一定是小火。不用等黄油完全化掉，便可以放牛肉了。

（3）锅中加入一碗切好的洋葱粒。通常是三块牛肉饼配一枚洋葱，具体比例可根据个人喜好进行调整。

（4）锅中加入百里香、迷迭香、海盐和黑胡椒等意面调味配料。

（5）锅中加入一碗切好的西红柿丁，和其他食材一起炒一会儿。

（6）如果条件允许，可以放一些黄酒、白兰地或白葡萄酒，它们能起到增香、去腥的作用。

（7）锅中加入一些意面酱和纯番茄酱，但是千万不要放番茄沙司。

（8）加入半杯开水，盖上锅盖再焖一会儿。

（9）用另一只锅凉水下锅煮螺旋意面，锅里建议放

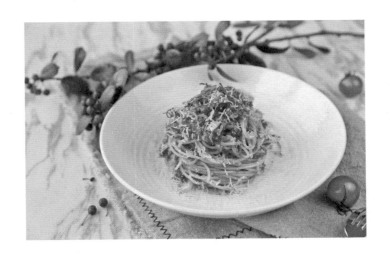

点盐，十几分钟便可煮熟。把做好的酱和意面搅拌在一块，再配上新鲜的蔬菜，一顿美味的肉酱意面便做好了。

焖烤虾仁

（1）锅里放适量玉米油，将洗净的虾仁、秋葵、荷兰豆和西蓝花一起倒入锅中翻炒几下。

（2）将已经蒸熟的土豆、芋头和紫薯放在锅边上，经焖烤，根茎类植物将产生美味的焦脆口感。

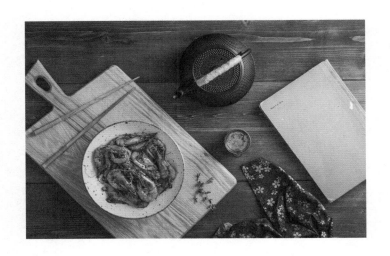

（3）盖上锅盖,调至炉灶的最小火,焖烤3分钟左右。

（4）打开锅盖,往锅里加水,用炒勺翻炒几下,撒点黑胡椒、海盐,还可再加入少许洋葱碎。

焖烤牛肉盖杂粮饭

（1）将洗净的牛眼肉切成块儿,将偏肥的肉块儿和偏瘦的肉块儿分开。

（2）锅里放少许油,煎牛眼肉。煎的时候,先把偏肥的牛眼肉倒入锅中，待其双面都煎成焦黄色，可推至锅的一边，再将偏瘦的牛眼肉倒入锅中，均匀翻炒。等瘦肉八分熟的时候，再把肥、瘦肉混合在一起。

（3）锅中放入切好的洋葱丝，将锅稍微立起来，使油流至洋葱这边，简单翻炒后，加入两克黑胡椒、海盐，可以再加点日本牛锦汁继续翻炒。

（4）锅中放入一些蘑菇片、荷兰豆，盖上锅盖，小火焖2分钟。这个过程不用加水，时间到了，打开锅盖

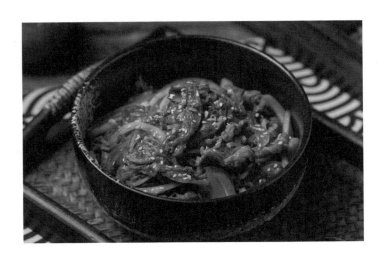

再翻炒两下就可以出锅了。

（5）把做好的菜放在杂粮饭上，可以再撒点芝麻，这一餐就大功告成了。

焖烤鸡腿

（1）将洋葱块儿、蒜片儿放入小碗中，加入蒸鱼豉油和水，制成味汁。

（2）生鸡腿去骨，切花刀，放在味汁里简单地涮一下。

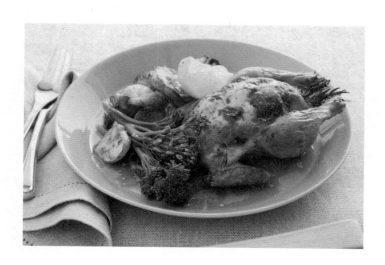

（3）锅里放少许油，锅热后把鸡腿放进去。放的时候，鸡皮应朝向锅底。煎一下，转小火，盖上锅盖焖1分钟，然后翻面，再继续焖。

（4）将鸡腿里焖出来的水和油倒出来，用吸油纸把多余的油蘸干净。小火焖3～4分钟就熟了。之后往锅里倒入西蓝花、荷兰豆，焖1分钟就可以出锅了。配上适量的杂粮饭，一顿午餐就诞生了。

（5）能吃辣椒的朋友，也可以准备一小碟辣椒面作为蘸料（辣椒可以帮助你减肥）。由于鸡肉很嫩，吃的时候蘸点干料可以丰富口感。

煎鹅肝

（1）煎鹅肝时，不必放油。这是因为鹅肝本身就含有脂肪，煎的过程会产生油。

（2）煎鹅肝的时长根据鹅肝的厚度及个人喜好决定，可长可短。煎好后，向鹅肝上撒一些黑胡椒、海盐，最后再搭配上蔬菜和杂粮饭，一顿美味又有营养的大餐

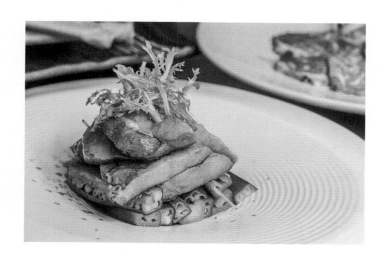

就做好了。

　　注意：在减脂期能吃鹅肝吗？当然，偶尔吃一次没有任何问题！这是因为鹅肝含有丰富的维生素和微量元素，而且煎熟的鹅肝热量并不高，100克煎鹅肝只有176千卡。

晚餐

荞麦焖面

（1）锅里放油（可以放牛油），爆炒花椒、大料，然后放姜和大蒜（蒜瓣）。

（2）锅里炒黄酱，之后加入扁豆翻炒一会儿，然后加水，水量没过扁豆即可。

（3）锅中放入黑麦荞麦面，关小火，盖上锅盖，焖

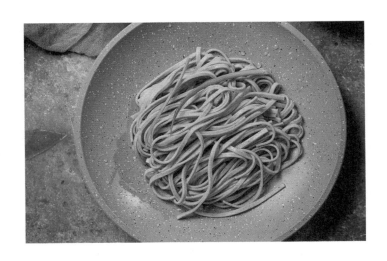

12 分钟左右。

（4）最后撒一些生蒜末，便大功告成了。

注意：黑麦荞麦面是一种升糖指数很低的优质碳水食物，同时，其膳食纤维含量高，能为人带来较强的饱腹感，很适合减脂人士作为主食食用。

炝拌时蔬

（1）将洗好的洋白菜、西葫芦擦成细丝，西蓝花则可简单焯一下水，焯水时记得水里放一点油。

（2）如果家中有扇贝柱（其蛋白质含量非常高），也可以一起焯水。

（3）将所有焯好的食材一起过一遍凉水，盛出来放在盘中。

（4）往菜里加一些生抽和蚝油，可以再放少许鸡汁。

（5）起锅烧油，向锅中撒一小把花椒，炸点花椒油。花椒油炸好后，关火，把油往菜上一泼，均匀搅拌，这道香喷喷的菜肴就做好了。

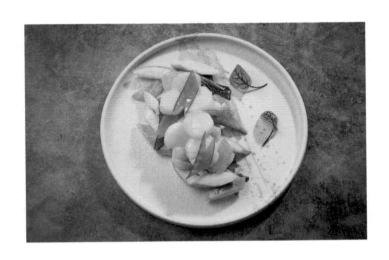

泰式百香果柠檬虾

（1）准备两颗洗净的小青柠和一枚百香果，分别切成两瓣。

（2）准备几瓣蒜，切成蒜末，放入小碗中；选两根小米椒，切成小圆圈，也放入碗中。将青柠向碗中挤一挤，让汁水尽可能流入碗中。之后依次加入少许黑胡椒、海盐、芝麻、橄榄油、鱼露和蒸鱼豉油，均匀搅拌。

（3）锅中烧水，并把已经开好背的虾仁下锅。记住，

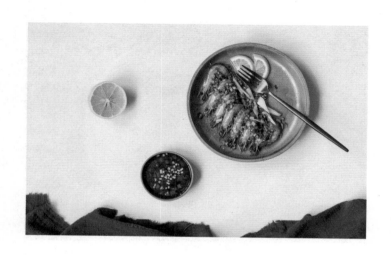

煮虾仁的时候要用大火，其间一定要看着锅。开锅后，再煮1分钟左右（时间不宜过长），虾仁便熟了。在煮虾仁的期间，爱吃香菜的朋友还可以切点香菜末放在碗里。

（4）用大漏勺将煮好的虾仁过凉水，动作一定要快，这样虾仁的口感才足够爽脆。然后把水分沥干，与第二步制好的小料拌在一起。

（5）将一枚新鲜的百香果切开，把汁水往菜上一挤，这道泰式百香果柠檬虾就可以开吃了。

低卡洋葱肥牛卷

（1）将日本的牛丼汁和蒸鱼豉油按1:1的比例倒入小碗中（不必倒入太多），调成味汁，放在一旁备用。

（2）把锅烧热，放点油。把肥牛倒入锅中翻炒，之后从中间铲出一个"坑"，并往"坑"中倒入洋葱。洋葱起初会在锅中"跳跃"，待洋葱相对安静时，可适时翻翻锅。

（3）把第一步调好的味汁兑上少量水，一次性倒入锅中。调小火，盖好锅盖焖3～5分钟。之后可以往锅里再加一些喜欢的蔬菜，如荷兰豆、西蓝花、秋葵等。蔬菜在锅里焖2分钟左右，起盖收汤，一顿美味的晚餐就完成了。

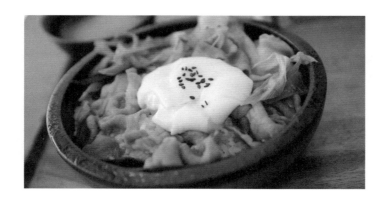

性别：男　　体重：70 千克　　基础代谢：1650 千卡

日常消耗：2440 千卡

日期	早餐	午餐
周一	红薯 300 克；1 全蛋 +3 蛋白（均指鸡蛋，后同）；焖西蓝花 / 圣女果 200 克	香煎牛排（牛肉 135 克）；杂粮米（生重 110 克）；焖番茄、西蓝花、荷兰豆、秋葵；清炒娃娃菜（本餐蔬菜共 300 克）
周二	土豆 335 克；1 全蛋 +3 蛋白；煎芦笋 / 黄瓜 200 克	焖烤虾仁（虾仁 300 克）；杂粮米（生重 110 克）；焖西葫芦、胡萝卜、西蓝花；炒奶油白菜（本餐蔬菜共 300 克）
周三	玉米 265 克；1 全蛋 +3 蛋白；焖煎秋葵 / 圣女果 200 克	洋葱肥牛（牛肉 120 克）；杂粮米（生重 110 克）；焖西蓝花、西芹、胡萝卜；炒青菜（本餐蔬菜共 300 克）
周四	山药 485 克；1 全蛋 +3 蛋白；焖西蓝花 / 黄瓜 200 克	香煎鳕鱼（鳕鱼 130 克）；杂粮米（生重 110 克）；焖西蓝花、木耳、荷兰豆；蚝油生菜（本餐蔬菜共 300 克）
周五	紫薯 190 克；1 全蛋 +3 蛋白；煎芦笋 / 圣女果 200 克	杭椒烤牛肉（牛肉 140 克）；杂粮米（生重 110 克）；焖杏鲍菇、西葫芦、胡萝卜；蒜蓉空心菜（本餐蔬菜共 300 克）
周六	芋头 470 克；1 全蛋 +3 蛋白；焖煎秋葵 / 黄瓜 200 克	酸菜金针菇羊肉片（羊肉 145 克）；杂粮米（生重 110 克）；焖西蓝花、菜花、木耳、胡萝卜；香菇小油菜（本餐蔬菜共 300 克）
周日	燕麦 75 克；1 全蛋 +3 蛋白；焖西蓝花 / 圣女果 200 克	酸菜金针菇羊肉片（羊肉 145 克）；杂粮米（生重 110 克）；焖西蓝花、菜花、木耳、胡萝卜；香菇小油菜（本餐蔬菜共 300 克）

晚餐	加餐	每日摄取 / 千卡
烤鸡腿（去皮鸡腿 150 克）；杂粮米（生重 110 克）；菜花、木耳、荷兰豆；炒菠菜（本餐蔬菜共 300 克）	原味坚果 40 克	1950
日式烤牛肋条（牛肉 145 克）；杂粮米（生重 110 克）；焖胡萝卜秋葵西蓝花；炒芥蓝（本餐蔬菜共 300 克）	原味坚果 45 克	1930
意大利面配烤牛眼肉（牛肉 120 克 + 意大利面 110 克）；焖西蓝花、荷兰豆、黑木耳（本餐蔬菜共 300 克）	原味坚果 50 克	1950
香菜牛肉粒（牛肉 125 克）；杂粮米（生重 110 克）；炒蒿子秆；炒番茄菜花（本餐蔬菜共 300 克）	原味坚果 60 克	1930
鸡丝荞麦面（鸡胸肉 120 克 + 荞麦面 110 克）；焖芦笋、秋葵、荷兰豆、木耳；炒菜心（本餐蔬菜共 300 克）	原味坚果 50 克	1930
香煎三文鱼（三文鱼 165 克）；杂粮米（生重 110 克）；蒜蓉西蓝花；清炒上海青（本餐蔬菜共 300 克）	原味坚果 35 克	1950
汆牛肉丸冬瓜汤（牛肉 130 克）；杂粮米（生重 110 克）；焖芦笋、木耳、西蓝花、西芹；花椒油炝炒包菜（本餐蔬菜共 300 克）	原味坚果 50 克	1950

性别：男　　体重：80 千克　　基础代谢：1750 千卡

日常消耗：2600 千卡

日期	早餐	午餐
周一	红薯 350 克；1 全蛋 +3 蛋白；焖西蓝花 / 圣女果 200 克	香煎牛排（牛肉 165 克）；杂粮米（生重 125 克）；焖番茄、西蓝花、荷兰豆、秋葵；清炒娃娃菜（本餐蔬菜共 300 克）
周二	土豆 395 克；1 全蛋 +3 蛋白；煎芦笋 / 黄瓜 200 克	焖烤虾仁（虾仁 355 克）；杂粮米（生重 125 克）；焖西葫芦、胡萝卜、西蓝花、炒奶油白菜（本餐蔬菜共 300 克）
周三	玉米 310 克；1 全蛋 +3 蛋白；焖煎秋葵 / 圣女果 200 克	洋葱肥牛（牛肉 150 克）；杂粮米（生重 125 克）；焖西蓝花、西芹、胡萝卜、炒青菜（本餐蔬菜共 300 克）
周四	山药 565 克；1 全蛋 +3 蛋白；焖西蓝花 / 黄瓜 200 克	香煎鳕鱼（鳕鱼 155 克）；杂粮米（生重 125 克）；焖西蓝花、木耳、荷兰豆、蚝油生菜（本餐蔬菜共 300 克）
周五	紫薯 220 克；1 全蛋 +3 蛋白；煎芦笋 / 圣女果 200 克	杭椒烤牛肉（牛肉 175 克）；杂粮米（生重 125 克）；焖杏鲍菇、西葫芦、胡萝卜、蒜蓉空心菜（本餐蔬菜共 300 克）
周六	芋头 555 克；1 全蛋 +3 蛋白；焖煎秋葵 / 黄瓜 200 克	洋葱鸡腿（去皮鸡腿 175 克）；杂粮米（生重 125 克）；焖秋葵、胡萝卜、荷兰豆、炒莜麦菜（本餐蔬菜共 300 克）
周日	燕麦 90 克；1 全蛋 +3 蛋白；焖西蓝花 / 圣女果 200 克	酸菜金针菇羊肉片（羊肉 170 克）；杂粮米（生重 125 克）；炒西蓝花、菜花、木耳、胡萝卜；香菇小油菜（本餐蔬菜共 300 克）

晚餐	加餐	每日摄取 / 千卡
焖烤鸡腿（去皮鸡腿 180 克）；杂粮米（生重 125 克）；焖菜花、木耳、荷兰豆；炒菠菜（本餐蔬菜共 300 克）	原味坚果 35 克	2090
日式烤牛肋条（牛肉 180 克）；杂粮米（生重 125 克）；焖胡萝卜、秋葵、西蓝花；炒芥蓝（本餐蔬菜共 300 克）	原味坚果 40 克	2100
意大利面配烤牛眼肉（牛肉 150 克 + 意大利面 125 克）；焖西蓝花、荷兰豆、黑木耳（本餐蔬菜共 300 克）	原味坚果 40 克	2100
香菜牛肉粒（牛肉 155 克）；杂粮米（生重 125 克）；炒蒿子秆；炒番茄菜花（本餐蔬菜共 300 克）	原味坚果 45 克	2090
鸡丝荞麦面（鸡胸肉 145 克 + 荞麦面 125 克）；焖芦笋、秋葵、荷兰豆、木耳；炒菜心（本餐蔬菜共 300 克）	原味坚果 45 克	2110
香煎三文鱼（三文鱼 195 克）；杂粮米（生重 125 克）；蒜蓉西蓝花；清炒上海青（本餐蔬菜共 300 克）	原味坚果 20 克	2090
汆牛肉丸冬瓜汤（牛肉 155 克）；杂粮米（生重 125 克）；焖芦笋、木耳、西蓝花、西芹；花椒油炝炒包菜（本餐蔬菜共 300 克）	原味坚果 40 克	2100

性别：男　　体重：90 千克　　基础代谢：1850 千卡

日常消耗：2750 千卡

日期	早餐	午餐
周一	红薯 400 克；1 全蛋 +3 蛋白；焖西蓝花 / 圣女果 200 克	香煎牛排（牛肉 190 克）；杂粮米（生重 140 克）；焖番茄、西蓝花、荷兰豆秋葵；清炒娃娃菜（本餐蔬菜共 300 克）
周二	土豆 450 克；1 全蛋 +3 蛋白；煎芦笋 / 黄瓜 200 克	焖烤虾仁（虾仁 410 克）；杂粮米（生重 140 克）；焖西葫芦、胡萝卜、西兰花；炒奶油白菜（本餐蔬菜共 300 克）
周三	玉米 350 克；1 全蛋 +3 蛋白；焖煎秋葵 / 圣女果 200 克	洋葱肥牛（牛肉 175 克）；杂粮米（生重 140 克）；焖西蓝花、西芹、胡萝卜；炒青菜（本餐蔬菜共 300 克）
周四	山药 650 克；1 全蛋 +3 蛋白；焖西蓝花 / 黄瓜 200 克	香煎鳕鱼（鳕鱼 180 克）；杂粮米（生重 140 克）；焖西蓝花、木耳、荷兰豆；蚝油生菜（本餐蔬菜共 300 克）
周五	紫薯 250 克；1 全蛋 +3 蛋白；煎芦笋 / 圣女果 200 克	杭椒烤牛肉（牛肉 200 克）；杂粮米（生重 140 克）；焖杏鲍菇、西葫芦、胡萝卜；蒜蓉空心菜（本餐蔬菜共 300 克）
周六	芋头 635 克；1 全蛋 +3 蛋白；焖煎秋葵 / 黄瓜 200 克	洋葱鸡腿（去皮鸡腿 200 克）；杂粮米（生重 140 克）；焖秋葵、胡萝卜、荷兰豆；炒莜麦菜（本餐蔬菜共 300 克）
周日	燕麦 105 克；1 全蛋 +3 蛋白；焖西蓝花 / 圣女果 200 克	酸菜金针菇羊肉片（羊肉 195 克）；杂粮米（生重 140 克）；炒西蓝花、菜花、木耳、胡萝卜；香菇小油菜（本餐蔬菜共 300 克）

晚餐	加餐	每日摄取／千卡
焖烤鸡腿（去皮鸡腿 205 克）；杂粮米（生重 140 克）；焖菜花、木耳、荷兰豆；炒菠菜（本餐蔬菜共 300 克）	原味坚果 25 克	2240
日式烤牛肋条（牛肉 205 克）；杂粮米（生重 140 克）；焖胡萝卜、秋葵、西蓝花；炒芥蓝（本餐蔬菜共 300 克）	原味坚果 20 克	2250
意大利面配烤牛眼肉（牛肉 175 克 + 意大利面 140 克）；焖西蓝花、荷兰豆、黑木耳（本餐蔬菜共 300 克）	原味坚果 40 克	2260
香菜牛肉粒（牛肉 175 克）；杂粮米（生重 140 克）；炒蒿子秆；炒番茄菜花（本餐蔬菜共 300 克）	原味坚果 40 克	2260
鸡丝荞麦面（鸡胸肉 165 克 + 荞麦面 140 克）；焖芦笋、秋葵、荷兰豆、木耳；炒菜心（本餐蔬菜共 300 克）	原味坚果 35 克	2250
香煎三文鱼（三文鱼 225 克）；杂粮米（生重 140 克）；蒜蓉西蓝花；清炒上海青（本餐蔬菜共 300 克）	原味坚果 10 克	2250
番茄牛肉丸冬瓜汤（牛肉 180 克）；杂粮米（生重 140 克）；焖芦笋、木耳、西蓝花、西芹；花椒油炝炒包菜（本餐蔬菜共 300 克）	原味坚果 30 克	2250

性别：男　　体重：100 千克　　基础代谢：1950 千卡

日常消耗：2920 千卡

日期	早餐	午餐
周一	红薯 450 克；1 全蛋 +3 蛋白；焖西蓝花 / 圣女果 200 克	香煎牛排（牛肉 220 克）；杂粮米（生重 155 克）；焖番茄、西蓝花、荷兰豆、秋葵；清炒娃娃菜（本餐蔬菜共 300 克）
周二	土豆 510 克；1 全蛋 +3 蛋白；煎芦笋 / 黄瓜 200 克	焖烤虾仁（虾仁 465 克）；杂粮米（生重 155 克）；焖西葫芦、胡萝卜、西蓝花、炒奶油白菜（本餐蔬菜共 300 克）
周三	玉米 395 克；1 全蛋 +3 蛋白；焖煎秋葵 / 圣女果 200 克	洋葱肥牛（牛肉 195 克）；杂粮米（生重 155 克）；焖西蓝花、西芹、胡萝卜、炒青菜（本餐蔬菜共 300 克）
周四	山药 730 克；1 全蛋 +3 蛋白；焖西蓝花 / 黄瓜 200 克	香煎鳕鱼（鳕鱼 205 克）；杂粮米（生重 155 克）；焖西蓝花、木耳、荷兰豆、蚝油生菜（本餐蔬菜共 300 克）
周五	紫薯 285 克；1 全蛋 +3 蛋白；煎芦笋 / 圣女果 200 克	杭椒烤牛肉（牛肉 230 克）；杂粮米（生重 155 克）；焖杏鲍菇、西葫芦、胡萝卜、蒜蓉空心菜（本餐蔬菜共 300 克）
周六	芋头 715 克；1 全蛋 +3 蛋白；焖煎秋葵 / 黄瓜 200 克	洋葱鸡腿（去皮鸡腿 230 克）；杂粮米（生重 155 克）；焖秋葵、胡萝卜、荷兰豆、炒莜麦菜（本餐蔬菜共 300 克）
周日	燕麦 120 克；1 全蛋 +3 蛋白；焖西蓝花 / 圣女果 200 克	酸菜金针菇羊肉片（羊肉 225 克）；杂粮米（生重 155 克）；炒西蓝花、菜花、木耳、胡萝卜；香菇小油菜（本餐蔬菜共 300 克）

晚餐	加餐	每日摄取 / 千卡
烤鸡腿（去皮鸡腿 235 克）；杂粮米（生重 155 克）；菜花、木耳、荷兰豆；炒菠菜（本餐蔬菜共 300 克）	原味坚果 5 克	2390
式烤牛肋条（牛肉 235 克）；杂粮米（生重 155 克）；胡萝卜、秋葵、西蓝花；炒芥蓝（本餐蔬菜共 300 克）	原味坚果 20 克	2410
大利面配烤牛眼肉（牛肉 195 克 + 意大利面 155 克）；西蓝花、荷兰豆、黑木耳（本餐蔬菜共 300 克）	原味坚果 20 克	2390
菜牛肉粒（牛肉 200 克）；杂粮米（生重 155 克）；蒿子秆；炒番茄菜花（本餐蔬菜共 300 克）	原味坚果 30 克	2400
丝荞麦面（鸡胸肉 190 克 + 荞麦面 155 克）；焖芦笋、葵、荷兰豆、木耳；炒菜心（本餐蔬菜共 300 克）	原味坚果 25 克	2400
煎三文鱼（三文鱼 255 克）；杂粮米（生重 155 克）；蓉西蓝花；清炒上海青（本餐蔬菜共 300 克）	—	2410
牛肉丸冬瓜汤（牛肉 205 克）；杂粮米（生重 155 克）；芦笋、木耳、西蓝花、西芹；花椒油炝炒包菜（本餐蔬共 300 克）	原味坚果 25 克	2410

性别：女　　体重：55 千克　　基础代谢：1270 千卡

日常消耗：1860 千卡

日期	早餐	午餐
周一	红薯 200 克；1 全蛋 +3 蛋白；焖西蓝花 / 圣女果 200 ～ 300 克	香煎牛排（牛肉 160 克）；杂粮米（重 59 克）；焖番茄、西蓝花、荷兰豆、秋葵；清炒娃娃菜（本餐蔬菜共 300 克
周二	土豆 200 克；1 全蛋 +3 蛋白；煎芦笋 / 黄瓜 200 ～ 300 克	焖烤虾仁（虾仁 320 克）；杂粮米（重 59 克）；焖西葫芦、胡萝卜、西蓝花炒奶油白菜（本餐蔬菜共 300 克）
周三	玉米 180 克；1 全蛋 +3 蛋白；焖煎秋葵 / 圣女果 200 ～ 300 克	洋葱肥牛（牛肉 150 克）；杂粮米（重 59 克）；焖西蓝花、西芹、胡萝卜炒青菜（本餐蔬菜共 300 克）
周四	山药 330 克；1 全蛋 +3 蛋白；焖西蓝花 / 黄瓜 200 ～ 300 克	香煎鳕鱼（鳕鱼 160 克）；杂粮米（重 59 克）；焖西蓝花、木耳、荷兰豆蚝油生菜（本餐蔬菜共 300 克）
周五	紫薯 120 克；1 全蛋 +3 蛋白；煎芦笋 / 圣女果 200 ～ 300 克	杭椒烤牛肉（牛肉 160 克）；杂粮米（重 59 克）；焖杏鲍菇、西葫芦、胡萝卜蒜蓉空心菜（本餐蔬菜共 300 克）
周六	芋头 310 克；1 全蛋 +3 蛋白；焖煎秋葵 / 黄瓜 200 ～ 300 克	洋葱鸡腿（去皮鸡腿170克）；杂粮米（重 55 克）；焖秋葵、胡萝卜、荷兰豆炒莜麦菜（本餐蔬菜共 300 克）
周日	燕麦 50 克；1 全蛋 +3 蛋白；焖西蓝花 / 圣女果 200 ～ 300 克	酸菜金针菇羊肉片（羊肉 160 克）杂粮米（生重 59 克）；炒西蓝花、菜心、木耳、胡萝卜；香菇小油菜（本餐蔬共 300 克）

晚餐	加餐	每日摄取 / 千卡
焖烤鸡腿（去皮鸡腿 170 克）；杂粮米（生重 59 克）；焖菜花、木耳、荷兰豆；炒菠菜（本餐蔬菜共 300 克）	—	1300
日式烤牛肋条（牛肉 160 克）；杂粮米（生重 59 克）；焖胡萝卜、秋葵、西蓝花；炒芥蓝（本餐蔬菜共 300 克）	原味坚果 15 克	1290
意大利面配烤牛眼肉（牛肉 150 克 + 意面 59 克）；焖西蓝花、荷兰豆、木耳（本餐蔬菜共 300 克）	原味坚果 10 克	1300
香菜牛肉粒（牛肉 160 克）；杂粮米（生重 59 克）；炒蒿子秆；炒番茄菜花（本餐蔬菜共 300 克）	原味坚果 15 克	1300
鸡丝荞麦面（鸡肉 170 克 + 荞麦面 59 克）；焖芦笋、秋葵、荷兰豆、木耳；炒菜心（本餐蔬菜共 300 克）	—	1290
香煎三文鱼（三文鱼 180 克）；杂粮米（生重 55 克）；蒜蓉西蓝花；清炒上海青（本餐蔬菜共 300 克）	—	1340
汆牛肉丸冬瓜汤（牛肉 170 克）；杂粮米（生重 59 克）；焖芦笋、木耳、西蓝花、西芹；花椒油炝炒包菜（本餐蔬菜共 300 克）	原味坚果 10 克	1300

性别：女　　体重：65 千克　　基础代谢：1370 千卡

日常消耗：1950 千卡

日期	早餐	午餐
周一	红薯 240 克；1 全蛋 +3 蛋白；焖西蓝花 / 圣女果 200 ～ 300 克	香煎牛排（牛肉 190 克）；杂粮米（生重 62 克）；焖番茄、西蓝花、荷兰豆、秋葵；清炒娃娃菜（本餐蔬菜共 300 克）
周二	土豆 260 克；1 全蛋 +3 蛋白；煎芦笋 / 黄瓜 200 ～ 300 克	焖烤虾仁（虾仁 380 克）；杂粮米（生重 62 克）；焖西葫芦、胡萝卜、西蓝花；炒奶油白菜（本餐蔬菜共 300 克）
周三	玉米 230 克；1 全蛋 +3 蛋白；焖煎秋葵 / 圣女果 200 ～ 300 克	洋葱肥牛（牛肉 190 克）；杂粮米（生重 62 克）；焖西蓝花、西芹、胡萝卜；炒青菜（本餐蔬菜共 300 克）
周四	山药 400 克；1 全蛋 +3 蛋白；焖西蓝花 / 黄瓜 200 ～ 300 克	香煎鳕鱼（鳕鱼 210 克）；杂粮米（生重 62 克）；焖西蓝花、木耳、荷兰豆；蚝油生菜（本餐蔬菜共 300 克）
周五	紫薯 150 克；1 全蛋 +3 蛋白；煎芦笋 / 圣女果 200 ～ 300 克	杭椒烤牛肉（牛肉 190 克）；杂粮米（生重 62 克）；焖杏鲍菇、西葫芦、胡萝卜；蒜蓉空心菜（本餐蔬菜共 300 克）
周六	芋头 330 克；1 全蛋 +3 蛋白；焖煎秋葵 / 黄瓜 200 ～ 300 克	洋葱鸡腿（去皮鸡腿 200 克）；杂粮米（生重 60 克）；焖秋葵、胡萝卜、荷兰豆；炒莜麦菜（本餐蔬菜共 300 克）
周日	燕麦 70 克；1 全蛋 +3 蛋白；焖西蓝花 / 圣女果 200 ～ 300 克	酸菜金针菇羊肉片（羊肉 200 克）；杂粮米（生重 62 克）；炒西蓝花、菜花、木耳、胡萝卜；香菇小油菜（本餐蔬菜共 300 克）

晚餐	加餐	每日摄取 / 千卡
焖烤鸡腿（去皮鸡腿 200 克）；杂粮米（生重 62 克）；焖菜花、木耳、荷兰豆；炒菠菜（本餐蔬菜共 300 克）	—	1430
日式烤牛肋条（牛肉 200 克）；杂粮米（生重 62 克）；焖胡萝卜、秋葵、西蓝花；炒芥蓝（本餐蔬菜共 300 克）	原味坚果 10 克	1400
意大利面配烤牛眼肉（牛肉 190 克 + 意面 62 克）；焖西蓝花、荷兰豆、木耳（本餐蔬菜共 300 克）	—	1410
香菜牛肉粒（牛肉 180 克）；杂粮米（生重 62 克）；炒蒿子秆；炒番茄菜花（本餐蔬菜共 300 克）	原味坚果 15 克	1430
鸡丝荞麦面（鸡肉 200 克 + 荞麦面 62 克）；焖芦笋、秋葵、荷兰豆、木耳；炒菜心（本餐蔬菜共 300 克）	—	1450
香煎三文鱼（三文鱼 200 克）；杂粮米（生重 60 克）；蒜蓉西蓝花；清炒上海青（本餐蔬菜共 300 克）	—	1460
汆牛肉丸冬瓜汤（牛肉 190 克）；杂粮米（生重 62 克）；焖芦笋、木耳、西蓝花、西芹；花椒油炝炒包菜（本餐蔬菜共 300 克）	原味坚果 10 克	1420

性别: 女　　体重: 75 千克　　基础代谢: 1470 千卡

日常消耗: 2050 千卡

日期	早餐	午餐
周一	红薯 270 克; 1 全蛋 +3 蛋白; 焖西蓝花 / 圣女果 200 ～ 300 克	香煎牛排 (牛肉 230 克); 杂粮米 (生重 65 克); 焖番茄、西蓝花、荷兰豆、秋葵; 清炒娃娃菜 (本餐蔬菜共 300 克)
周二	土豆 350 克; 1 全蛋 +3 蛋白; 煎芦笋 / 黄瓜 200 ～ 300 克	焖烤虾仁 (虾仁 420 克); 杂粮米 (生重 65 克); 焖西葫芦、胡萝卜、西蓝花; 炒奶油白菜 (本餐蔬菜共 300 克)
周三	玉米 260 克; 1 全蛋 +3 蛋白; 焖煎秋葵 / 圣女果 200 ～ 300 克	洋葱肥牛 (牛肉 230 克); 杂粮米 (生重 65 克); 焖西蓝花、西芹、胡萝卜; 炒青菜 (本餐蔬菜共 300 克)
周四	山药 450 克; 1 全蛋 +3 蛋白; 焖西蓝花 / 黄瓜 200 ～ 300 克	香煎鳕鱼 (鳕鱼 240 克); 杂粮米 (生重 65 克); 焖西蓝花、木耳、荷兰豆; 蚝油生菜 (本餐蔬菜共 300 克)
周五	紫薯 170 克; 1 全蛋 +3 蛋白; 煎芦笋 / 圣女果 200 ～ 300 克	杭椒烤牛肉 (牛肉 220 克); 杂粮米 (生重 65 克); 焖杏鲍菇、西葫芦、胡萝卜; 蒜蓉空心菜 (本餐蔬菜共 300 克)
周六	芋头 390 克; 1 全蛋 +3 蛋白; 焖煎秋葵 / 黄瓜 200 ～ 300 克	洋葱鸡腿 (去皮鸡腿 220 克); 杂粮米 (生重 62 克); 焖秋葵、胡萝卜、荷兰豆; 炒莜麦菜 (本餐蔬菜共 300 克)
周日	燕麦 80 克; 1 全蛋 +3 蛋白; 焖西蓝花 / 圣女果 200 ～ 300 克	酸菜金针菇羊肉片 (羊肉 230 克); 杂粮米 (生重 65 克); 炒西蓝花、菜花、木耳、胡萝卜; 香菇小油菜 (本餐蔬菜共 300 克)

晚餐	加餐	每日摄取 /千卡
焖烤鸡腿（去皮鸡腿 220 克）；杂粮米（生重 65 克）；焖菜花、木耳、荷兰豆；炒菠菜（本餐蔬菜共 300 克）	—	1550
日式烤牛肋条（牛肉 230 克）；杂粮米（生重 65 克）；焖胡萝卜、秋葵、西蓝花；炒芥蓝（本餐蔬菜共 300 克）	原味坚果 10 克	1550
意大利面配烤牛眼肉（牛肉 230 克 + 意面 65 克）；焖西蓝花、荷兰豆、木耳（本餐蔬菜共 300 克）	—	1550
香菜牛肉粒（牛肉 230 克）；杂粮米（生重 65 克）；炒蒿子秆；炒番茄菜花（本餐蔬菜共 300 克）	原味坚果 10 克	1530
鸡丝荞麦面（鸡肉 230 克 + 荞麦面 65 克）；焖芦笋、秋葵、荷兰豆、木耳；炒菜心（本餐蔬菜共 300 克）	—	1550
香煎三文鱼（三文鱼 220 克）；杂粮米（生重 62 克）；蒜蓉西蓝花；清炒上海青（本餐蔬菜共 300 克）	—	1570
氽牛肉丸冬瓜汤（牛肉 230 克）；杂粮米（生重 65 克）；焖芦笋、木耳、西蓝花、西芹；花椒油炝炒包菜（本餐蔬菜共 300 克）	—	1520

性别：女　　体重：85 千克　　基础代谢：1570 千卡

日常消耗：2140 千卡

日期	早餐	午餐
周一	红薯 290 克；1 全蛋 +3 蛋白；焖西蓝花 / 圣女果 350 克	香煎牛排（牛肉 260 克）；杂粮米（生重 70 克）；焖番茄、西蓝花、荷兰豆、秋葵；清炒娃娃菜（本餐蔬菜共 350 克）
周二	土豆 400 克；1 全蛋 +3 蛋白；煎芦笋 / 黄瓜 200 ～ 300 克	焖烤虾仁（虾仁 460 克）；杂粮米（生重 70 克）；焖西葫芦、胡萝卜、西蓝花；炒奶油白菜（本餐蔬菜共 300 克）
周三	玉米 280 克；1 全蛋 +3 蛋白；焖煎秋葵 / 圣女果 200 ～ 300 克	洋葱肥牛（牛肉 260 克）；杂粮米（生重 70 克）；焖西蓝花、西芹、胡萝卜；炒青菜（本餐蔬菜共 300 克）
周四	山药 590 克；1 全蛋 +3 蛋白；焖西蓝花 / 黄瓜 200 ～ 300 克	香煎鳕鱼（鳕鱼 280 克）；杂粮米（生重 70 克）；焖西蓝花、木耳、荷兰豆；蚝油生菜（本餐蔬菜共 300 克）
周五	紫薯 200 克；1 全蛋 +3 蛋白；煎芦笋 / 圣女果 200 ～ 300 克	杭椒烤牛肉（牛肉 240 克）；杂粮米（生重 70 克）；焖杏鲍菇、西葫芦、胡萝卜；蒜蓉空心菜（本餐蔬菜共 300 克）
周六	芋头 450 克；1 全蛋 +3 蛋白；焖煎秋葵 / 黄瓜 200 ～ 300 克	洋葱鸡腿（去皮鸡腿 240 克）；杂粮米（生重 63 克）；焖秋葵、胡萝卜、荷兰豆；炒莜麦菜（本餐蔬菜共 300 克）
周日	燕麦 90 克；1 全蛋 +3 蛋白；焖西蓝花 / 圣女果 200 ～ 300 克	酸菜金针菇羊肉片（羊肉 260 克）；杂粮米（生重 70 克）；炒西蓝花、菜花、木耳、胡萝卜；香菇小油菜（本餐蔬菜共 300 克）

晚餐	加餐	每日摄取 / 千卡
焖烤鸡腿（去皮鸡腿 260 克）；杂粮米（生重 70 克）；焖菜花、木耳、荷兰豆；炒菠菜（本餐蔬菜共 300 克）	—	1650
日式烤牛肋条（牛肉 280 克）；杂粮米（生重 70 克）；焖胡萝卜、秋葵、西蓝花；炒芥蓝（本餐蔬菜共 300 克）	—	1640
意大利面配烤牛眼肉（牛肉 260 克 + 意面 70 克）；焖西蓝花、荷兰豆、木耳（本餐蔬菜共 300 克）	—	1680
香菜牛肉粒（牛肉 250 克）；杂粮米（生重 70 克）；炒蒿子秆；炒番茄菜花（本餐蔬菜共 300 克）	—	1640
鸡丝荞麦面（鸡肉 250 克 + 荞麦面 70 克）；焖芦笋、秋葵、荷兰豆、木耳；炒菜心（本餐蔬菜共 300 克）	—	1680
香煎三文鱼（三文鱼 260 克）；杂粮米（生重 63 克）；蒜蓉西蓝花；清炒上海青（本餐蔬菜共 300 克）	—	1690
余牛肉丸冬瓜汤（牛肉 270 克）；杂粮米（生重 70 克）；焖芦笋、木耳、西蓝花、西芹；花椒油炝炒包菜（本餐蔬菜共 300 克）	—	1670

第 2 节 ｜ 学会看配料表，躲开易胖食物

　　配料表里的哪些成分是减脂人士不能碰的呢？最常见的有四大元凶：白砂糖、食用植物油、氢化植物油和麦芽糊精。

　　尽管这四种成分未必会对人体造成直接的危害，但是多数人在日常生活中容易摄入过量，进而影响健康，耽误自己的减肥进程。

第一大元凶：白砂糖

白砂糖几乎对身体有百害而无一利。它虽然满足了

我们的口感，但是增加了热量，也增加了食物的升糖指数，犹如一种甜蜜的毒品。

虽然部分糖水制造商会宣称糖对身体并没有那么大的危害，然而，更多的科学研究表明：糖对身体的危害是极大的。作为消费者的我们，其实也深知糖对身体的负面影响非常大。日常生活中，我们喝的几块钱的饮料、吃的糕点，以及喝起来非常甜的早餐奶或者酸奶，都是糖的重灾区，也是肥胖的巨大陷阱。

第二大元凶：食用植物油

食用植物油本身并没有问题，但是，在现在的食品工业中，厂家为了增加口味，会进行超量的添加，这样的食用植物油很容易导致肥胖。

食用植物油广泛存在于饼干、面包、吐司，甚至奶制品中。举个例子：粗粮饼干其实是一种健康的零食，但其口感非常糟糕，为了使它的口感变好，会添加 10% ~ 20% 的食用植物油。

很多人为了健康会选择全麦面包，但全麦面包的口感会比较粗糙。同样，为了让它卖得更好，食用植物油也是必须额外添加的成分。

我们原本想通过食用粗粮，或者全麦的食物减肥，没想到这些食物中藏了这么多的油脂，所以，很多人减肥会适得其反。当然，商家通常不会只添加食用植物油，他们还会添加白砂糖，而吃糖油混合物，长肉速度尤为惊人。

在食品工业中，人们为了降低成本，一般会选择使用转基因大豆油或精炼大豆油。虽然它们的成本更低、保质期更长，但是对我们的健康却不利。

第三大元凶：氢化植物油

氢化植物油简直就是杀手里面的战斗机，这是为什么呢？

原来，氢化植物油很难被人体代谢，因为它不是天然的东西，而是人造之物。氢化植物油的诞生极大地降低了食品的成本。此外，由于氢化植物油在常温下是固态的，这帮助商家减少了运输成本（固体的运输成本低于液体的运输成本）。而且，植物油被氢化之后，保质期将会大大延长，因为它们很难被氧化，所以曾有一段时间，氢化植物油被广泛使用。现如今，虽然国家已经立法禁用了，但是仍会有一些不良生产商家会继续使用。

另外，氢化植物油也存在于一些油炸食品、加工食品中。这是因为食物在高温加热时，一部分油会被氢化，成为氢化植物油。

有时候我们也会看到氢化椰子油，甚至一些不法商贩称其为精炼植物油，这真是防不胜防。

第四大元凶：麦芽糊精

麦芽糊精本身并没有问题，它是一个相对廉价的碳水来源，但是，它常被添加在一些营养价值很高的食物里面，比如添加到奶粉、大豆蛋白粉、乳清蛋白粉，或者其他营养粉中。这一营养价值并不高的食物，被掺杂进那些营养价值很高的食物中，对于购买者而言显然是不划算的，各位要擦亮眼睛。

　　类似的事情还有很多，比如在牛排牛肉中加入大豆蛋白，在蛋白粉中加入一些豆粉。希望大家不要花了大价钱，却买了以次充好的食品。

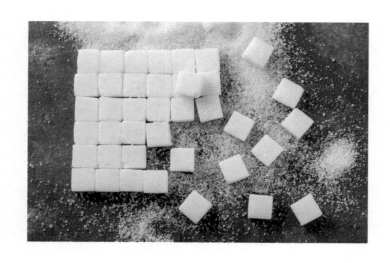

第 3 节 | 学会阅读营养成分标签

　　营养成分标签是食品包装上的一种标签，可以为消费者提供该食品的营养信息。阅读营养成分标签上的每一项内容，有助于我们掌控全天的营养摄入量，防止营养不良或营养过剩的发生。

　　下图为我们展现了营养成分标签上的常见内容：

营养成分表

项 目	每100克	NRV%
能量	2269 千焦	27%
蛋白质	8.0 克	13%
脂肪	31.6 克	53%
反式脂肪	0 克	
碳水化合物	56.7 克	19%
钠	200 毫克	10%

食物营养成分标签

（1）项目：食物的主要营养信息，通常包括能量、蛋白质、脂肪、碳水化合物和钠。

（2）每100克：100克食物中的各类营养素含量。

（3）NRV%：NRV 为营养素参考值。NRV% 是指食物中某种营养素含量占营养素参考值的百分比。例如：蛋白质的 NRV% 为 13%，是指 100 克食物中的蛋白质含量占每日蛋白质推荐量的 13%。

（4）能量：100 克食物中的总热量，即蛋白质、脂肪和碳水化合物的热量之和，单位为千焦（kJ）。1 千卡 ≈ 4.186 千焦。1 克蛋白质含有 4 千卡热量，1 克脂肪含有 9 千卡热量，1 克碳水化合物含有 4 千卡热量。

（5）蛋白质：100 克食物中的蛋白质含量。

（6）脂肪：100 克食物中的脂肪含量。

（7）反式脂肪：100 克食物中的反式脂肪含量。反式脂肪属于脂肪的一种，对健康有百害而无一利，最好的建议就是零摄入，所以没有 NRV%。

（8）碳水化合物：100 克食物中的碳水化合物含量。

（9）钠：100 克食物中的钠含量。

第 4 节 | 每天喝够水

相信大家都知道，水是人体内含量最多的物质，其含量会因为性别和年龄不同而有所差异，但是都占到了体重的 50% 以上，新生儿体内的含水量甚至能超过 80%。

水在人体的占比如此之高，可见其重要性。

水和人体的新陈代谢密切相关。只有当我们的水分摄入达标时，人体的新陈代谢才能维持正常水平，人在这个时候也更容易减脂。

你发现了吗？当你口渴的时候，常常会发现自己不愿活动。而当你补充了足够的水分后，会感到精力充沛，也愿意跑跑跳跳。这是因为水的比热容很大，能调节体温；而且水的流动性大，导热性强，通过体内的血液循环，能高效地散热，进而帮助我们更好地运动。

　　然而，总有朋友担心喝水会使自己的体重增加，所以拒绝饮水。很显然，这是错误的观点。请牢记一点：我们要减去的是脂肪，而不是水分。而且，脂肪的代谢过程也需要水的参与，一个脂肪分子的代谢大约需要 3 个水分子的参与。假如没有足够的水，脂肪也难以分解。

　　英国伯明翰大学的一项研究表明，坚持三餐前半小时饮用 500 毫升的水，3 个月后，成年人的体重能够减轻 2 ~ 4 千克。所以，减脂的朋友一定要多多喝水。

不同群体需要的饮水量

时间	饮水量
全天（运动人群）	每千克体重 40 毫升
全天（非运动人群）	每千克体重 30 毫升
训练前半小时	300 毫升
训练时	每 10 分钟 100 毫升
训练后	对比前后体重进行补充

为了维持正常的生理功能，我们每天至少需要补充 2 升水。

健身者每天应该饮用多少水，有一种常用的计算方法是：每日最低饮水量（毫升）＝体重（千克）×40（毫升）。

例如，一名 70 千克体重的健身者，每日至少需要饮用 2.8 升水。

在运动过程中，我们需要把水分流失量控制在体重的 2% 以内。例如，一名体重 70 千克的健身者在运动中的水分流失量不应超过 1.4 升。

很多人将"口渴感"作为一种身体需要补水的信号，实际上，当口渴感出现时，身体已经脱水较长一段时间了。

运动前、中、后的饮水建议

时间段	饮水量
运动前	运动前 2 ～ 3 小时饮用 500 ～ 750 毫升水 运动前 10 ～ 15 分钟饮用 250 ～ 375 毫升水
运动中	每隔 10 ～ 15 分钟饮用 250 ～ 375 毫升水 如果运动时间超过 1 小时，建议选择运动饮料[1]
运动后	对比运动前后体重，每损失 0.5 千克体重，补充 450 ～ 675 毫升水

---

[1] 运动饮料的碳水化合物含量应为 4% ～ 8%，钠含量应为 0.5 ～ 0.7 克 / 升。例如：100 毫升的运动饮料，应含有 4 ～ 8 克碳水化合物和 50 ～ 70 毫克钠。

超哥小贴士

　　很多女生都追求"补水"，其实补水最简单有效的方式，就是喝足够多的水。采用面膜和护肤品的方式补水，其补水效果是非常有限的。

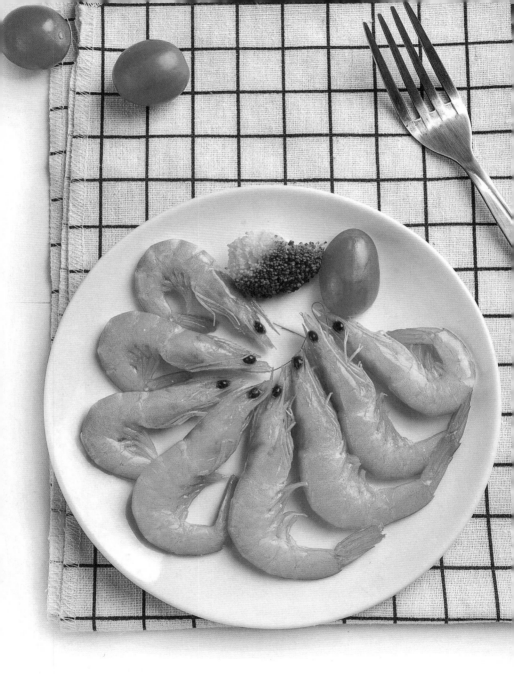

运动并不是越多越好，

每周至少要有一天给自己一个充分放松

的休息时间，

在这一天当中避免任何训练。

NO.4

好好休息就能瘦

每天一定要保障充足的睡眠，别经常熬夜，好好睡觉也能瘦！夜里会分泌瘦素（促进脂肪燃烧的一种激素），还不会导致饥饿素增加，好好睡觉还可以防止皮质醇的分泌。

第 1 节 | 你的睡眠合格吗?

衡量一个人的睡眠是否合格，主要有两个判断指标：睡眠品质和睡眠时间。

睡眠品质和睡眠时间之间又有着紧密的联系,通常,睡眠品质越高，所需睡眠时间越短（在一定范围内）。

1. 评估你的睡眠品质

从某种意义上来说，睡眠品质决定了睡眠时间。如果睡眠品质很高，睡眠时间就不需要过长；如果睡眠品质过低，我们就需要更多的睡眠时间。

中国睡眠研究会根据世界卫生组织的有关要求制定了睡眠品质评估表，该表可以用来评估你的睡眠情况。总分＜4分时，睡眠品质较好；总分为 4 ~ 6 分时，睡眠品质较差；总分＞6 分时，睡眠品质很差。

睡眠品质评估表

项目	选项	得分
入睡时间（关灯到睡着的时间）	能够马上入睡	0
	超过 30 分钟不能入睡（年轻人）	1
	半夜 12 点后才能入睡	2
	超过 40 分钟不能入睡（老年人）	3
夜间苏醒	睡眠深，中途不易惊醒	0
	醒后入睡不超过 5 分钟	1
	夜里醒来时间超过 5 分钟	2
	夜里醒来时间超过 40 分钟	3
早醒	不早醒	0
	比平时早醒 30 ~ 60 分钟	1
	比平时早醒 1 ~ 2 小时	2
	后半夜基本醒着	3

项目	选项	得分
睡眠深度	睡得很沉，不易唤醒	0
	睡得较轻，中途易醒	1
	感觉整夜都在做梦，对外面的动静很敏感	2
	基本没有睡着，像没睡似的	3
梦境情况	被唤醒时在做梦，但无法回忆梦的内容	0
	被唤醒时在做梦，梦的内容记得很清楚	1
白天情绪	情绪稳定，正常	0
	情绪不稳定，急躁、易怒	1
	情绪低落	2
白天身体状况	精神抖擞，精力充沛	0
	无精打采，反应力下降	1
	记忆力下降、健忘	2
气色	脸色红润，有光泽	0
	脸色苍白（或晦暗、憔悴）	1
	眼睑松弛，皱纹增加	2

2. 你需要睡多久？

我们究竟应该睡多久呢？这一问题尚无定论。

一个人的睡眠时间受多种因素影响，通常，成年人的最佳睡眠时间为 7 ~ 8 小时。当然，凡事都有例外，一些人只需要 5 ~ 6 小时的睡眠时间，还有一些人则需要 9 ~ 10 小时的睡眠时间。而健身者由于体育锻炼，需要更多的时间进行机体修复，他们的最佳睡眠时间通常为 8 ~ 9 小时。

正常人的睡眠方式主要有两种：一次性睡眠和多阶段睡眠。一次性睡眠指一天只有一次睡眠；多阶段睡眠指一天有 1 次以上的睡眠，例如夜里一次较长的睡眠和白天一次较短的小憩。研究表明，我们的生理结构并不适合一次性睡眠，多阶段睡眠才是动物界最常见的睡眠方式。

注意，如果你有以下症状，说明你需要更多的睡眠时间（在现有睡眠时间的基础上）。

（1）注意力不集中，记忆力下降。

（2）感觉寒冷。

（3）早上不想起床。

（4）沮丧或易怒。

（5）体重增加。

（6）免疫力下降，经常感冒。

（7）早上醒来后头脑不清醒。

3. 睡眠不足对减脂的影响有多大？

睡眠质量与身体质量指数有着紧密的联系，睡眠不足的人更容易发胖。

睡眠对减脂非常重要，70%的生长激素在（深度）睡眠过程中分泌，这种激素可以促进脂肪的分解。此外，充足的睡眠还可以提高营养物质的吸收率，促进代谢废物的分解与排出。

研究表明，相比每晚睡 7 ~ 8 小时的人群，每晚仅睡 5 ~ 6 小时的人群，其超重的概率将会提高 69%。睡眠不足会对减脂带来以下危害。

（1）促进内脏脂肪的堆积

睡眠不足会促进腹部脂肪的堆积。发表在《生理研究》杂志上的一项研究表明，每晚保证 7 小时睡眠的受试者，拥有最理想的身材。

（2）降低胰岛素敏感度

研究表明，每天睡眠时间少于 6 小时的人群，其胰岛素敏感度更低。胰岛素敏感度越低，脂肪堆积速率越高，2 型糖尿病的患病风险越大。

（3）促进皮质醇分泌

睡眠不足会促进压力荷尔蒙皮质醇的分泌。皮质醇含量过高会影响促甲状腺激素的正常分泌，造成腹部脂肪的堆积。据比利时生理学实验室的一项研究，睡眠不足的受试者在下午和晚间拥有更高的皮质醇水平。

（4）影响褪黑素的正常分泌

睡眠不足会影响褪黑素（一种增强睡眠、促进睡眠的激素）的正常分泌。当褪黑素的分泌受到影响后，与褪黑素相关的内分泌系统也会受到影响。饥饿素（增强食欲的一种激素）的分泌会增加，瘦素（促进脂肪燃烧的一种激素）的分泌会减少。

（5）影响运动表现

日本的研究人员对 8000 名日本男性进行了评估，发现睡眠与锻炼有着紧密的联系。每晚保证至少 7 小时睡眠的受试者，更容易养成规律锻炼的习惯。相反，每晚睡眠不足 5 小时的受试者，几乎没有规律锻炼的习惯。睡眠不足会降低机体恢复能力，影响运动表现，增加训练过度的风险。

（6）提高饥饿感

睡眠不足会影响胃饥饿素的正常分泌,提高饥饿感,增强食欲，导致过量饮食。

第 2 节 | 在睡梦中燃烧脂肪的 12 种神奇方法

改善睡眠质量的 12 种神奇方法如下。

（1）按时睡觉，按时起床

即使在周末，每天入睡和起床的时间都应该尽量保持一致。来自杨百翰大学的研究表明，每天在同一时间段起床的受试者更容易变瘦。即使每天起床时间相差 2 小时，也会增加心脏病和癌症的发病率。宾夕法尼亚州立大学的科学家发现，缺乏睡眠会让人更加饥饿，每减少 1 小时的睡眠时间，第二天就会多摄入 200 卡路里的热量。

（2）养成规律锻炼的好习惯

规律锻炼可以改善睡眠质量。美国的研究人员对3000名成年人（15 ~ 85岁）进行了相关调查后发现，每周进行150分钟中等强度的锻炼，可以有效改善睡眠质量（幅度高达65%）。

锻炼时间过晚会影响睡眠。研究表明，30分钟的有氧训练可以使体温持续升高4小时左右，这会对睡眠产生不利影响。为了保证良好的睡眠，尽量不要在睡前2 ~ 3小时进行锻炼。

（3）睡前4 ~ 6小时不要食用含咖啡因产品（咖啡等）

咖啡因会影响深度睡眠过程，减少深度睡眠时间，降低睡眠质量。

（4）睡前3小时不要饮酒

酒精是中枢神经系统抑制剂，可以让你更快地入睡，并且在1 ~ 2小时处于较深的睡眠状态，但是这种状态不会持续很长时间。在约 1 小时后，酒精会引起睡眠障碍。

（5）睡前来杯蛋白粉

睡前来杯高蛋白饮料（如蛋白粉）可以为人体提供充足的左旋色氨酸，促进褪黑素和血清素的分泌。褪黑素和血清素具有改善睡眠、增强睡意的作用。此外，佛罗里达州立大学的研究人员发现，睡前 30 ~ 60 分钟饮用一杯 150 卡路里的高蛋白饮料，可以调节血压，提高第二天清晨的新陈代谢，促进脂肪燃烧。

（6）睡前 1 小时进行淋浴

淋浴会使体温小幅度提升。当你走出浴室后，身体会开始冷却，体温下降，这种体温变化会增强睡意。

（7）关闭卧室所有光源

降低卧室的光线强度，可以防止蓝光进入。蓝光会抑制褪黑素的分泌，让你变得更加清醒。2013 年发表在《生物节律杂志》（*J Biol Rhythms*）上的一项研究表明，入睡后，即使是微弱的光线，都会干扰分子昼夜节律，降低新陈代谢率，促进脂肪堆积。从现在开始，关闭所有光源，换上深色窗帘。

（8）保持良好的卧室温度

卧室温度过高不利于睡眠，卧室的温度应该比家中其他区域的温度稍低。据《纽约时报》，最佳的睡眠温度应为 16 ~ 20℃。发表在《糖尿病》（*Diabetes*）杂志上的一项研究表明，卧室的温度会影响脂肪的燃烧。相比 24℃ 的睡眠温度，当睡眠温度降至 19℃ 时，人体的胰岛素敏感度将会提高，加快脂肪的燃烧速率。

（9）选择合适的时间打盹儿

打盹儿可以增强大脑的敏锐性，补充睡眠。最佳的打盹儿时段为 14:00—17:00，在此时段打盹儿半小时可以起到非常好的效果。

（10）睡前 15 分钟放松肌肉

从脚趾开始，先绷紧肌肉然后放松，有助于增强睡意，提高睡眠质量。

（11）进行睡眠限制

睡眠限制可以有效地治疗失眠。将每天在床上的时间限制在 6 ~ 8 小时，可以打破混乱的睡眠模式，治疗失眠；确保每天同一时间上床和起床。

（12）睡眠以 90 分钟为单位（R90 睡眠法）

研究表明：人的一个完整睡眠周期为 90 分钟。R90 睡眠法建议我们每天睡 6 小时、7.5 小时或 9 小时。假如我们在某个睡眠周期中被唤醒，起床会显得格外困难，心情也易烦躁。

第 3 节 | 改善睡眠的 5 种超级食物

（1）三文鱼

发表在《临床睡眠医学》杂志上的一项研究表明，相比经常食用鸡肉、牛肉或猪肉的受试者，每周食用三次三文鱼的受试者，可以更快进入深度睡眠阶段。三文鱼含有充足的维生素 D，缺乏维生素 D 会对睡眠质量造成较大的影响。

（2）蜂蜜

睡前来一小勺蜂蜜可以提高血糖含量，抑制食欲肽的分泌。研究表明，食欲肽是一种神经递质，与意识清醒有着紧密的联系。抑制食欲肽的分泌可以增强睡意，促进睡眠。

（3）鹰嘴豆

鹰嘴豆富含维生素 B_6，食用鹰嘴豆有利于血清素的分泌。血清素是一种神经递质，具有改善睡眠、镇静等功效。

（4）蔬菜

哥伦比亚大学医学院 2016 年发表的一项研究表明，每天摄入充足的膳食纤维可以增加受试者的深度睡眠时间。深度睡眠是最重要的睡眠阶段，对身体机能的恢复至关重要。蔬菜含有充足的膳食纤维，如菠菜、笋、白菜、油菜等。

（5）开心果

开心果含有充足的膳食纤维、蛋白质、有益脂肪和维生素 B_6。维生素 B_6 可以促进血清素的分泌，有助于增强睡意，改善睡眠。如果你的睡眠质量较差，每天吃一小把开心果是非常不错的选择！

超哥小贴士

拉伸时的呼吸方法

很多朋友会选择拉伸的方式进行锻炼。需要提醒的是，在拉伸时的呼吸应以腹式呼吸为主。所谓腹式呼吸，即在吸气时，胸部和肩部保持不动，腹部膨胀；在呼气时，腹部收缩。

如果不好掌握腹式呼吸，可以平躺在床上，将手放在腹部，缓慢地吸气，直到腹部完全膨胀，接着，缓慢地呼气，直到腹部完全收缩。经常这样练习，即可快速地掌握腹式呼吸。

我们日常拉伸时，通常以呼吸频率作为每一组练习的单位。保持该姿势不动，进行五次腹式呼吸，达到规定呼吸次数后，休息片刻，进行下一组练习。这种腹式呼吸应该以缓慢的深呼吸为主，每一次呼吸都能够完全吸满和呼尽，这可以为身体带来更充足的氧气，达到放松身心的最佳效果！

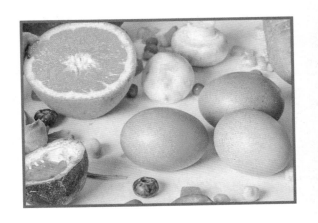

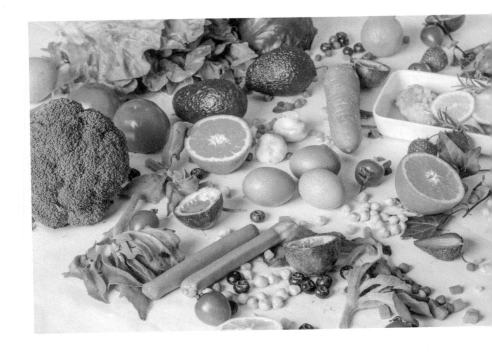

每天摄入的热量，

一定要满足基础代谢，
才能让身体得到更好的循环。

我不建议大家盲目地学习断碳、节食，
还是要吃好喝好。

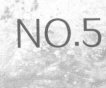

NO.5

哪些是瘦身的误区和智商税？

市面上各类减肥方法层出不穷，但是，有些方法不仅会损害健康，还极易造成体重反弹。记住，最佳的减肥手段一定是可以让你长时间坚持下去的。

第 1 节 | 为什么要吃适量的主食？

碳水化合物作为一种重要的营养素，会直接或间接地影响我们的健康。研究表明：碳水化合物摄入量过高或过低都会增加死亡率。

碳水化合物摄入量过高

碳水化合物摄入量过高会引发多种健康问题，包括：

（1）糖分摄入量过高（超过全天总热量摄入的10%）：①增加肥胖、2型糖尿病、代谢综合征和蛀牙等疾病的患病风险；②增加不健康行为的发生率，如抽烟、酗酒和多动症。

（2）膳食纤维摄入量过高（超过 60 克 / 天）：①摄入过多的膳食纤维和过少的水分，可能会引起排便困难、痔疮、肠道堵塞和直肠流血等症状；②摄入过多的膳食纤维可能会造成饱腹感过强，影响其他营养元素的摄入；③胀气。

（3）乳糖不耐受症：存在乳糖吸收障碍的人，无法消化食物或饮品中的所有乳糖。当他们食用含乳糖的食品后，就有可能出现腹胀、腹泻和腹部疼痛等症状。

碳水化合物摄入量过低

碳水化合物摄入量过低同样会引发多种健康问题：

（1）膳食纤维摄入量过低（低于 21 克 / 天）会增加便秘、痔疮和结肠癌等疾病的发病率。

（2）可消化碳水化合物摄入量过低（低于 50 克 / 天）

可能会引发酮症。需要注意，一些营养学家并不认为酮症属于疾病或健康问题。

（3）可消化碳水化合物摄入量过低可能会引起肌肉流失、新陈代谢下降、月经不调、疲劳和低血糖等症状。限制咖啡因和酒精的摄入有助于预防低血糖。

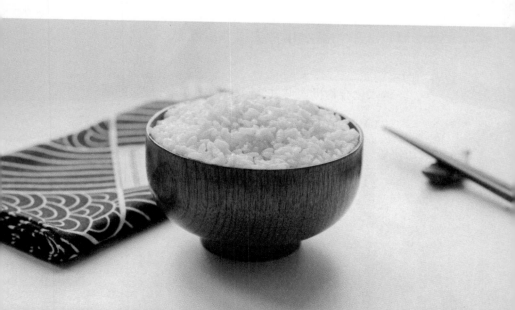

第 2 节 | 生食和熟食哪个更营养？

生食和熟食各有利弊。虽然生食的营养成分含量更高，但熟食（烹饪）也有众多益处，包括：

（1）烹饪可以提高食物的消化吸收率，使更多的营养素能够被人体真正利用。

（2）烹饪可以杀灭食物中的有害物质。

（3）烹饪可以软化蔬菜等食物，并改善它们的口感，这间接地增加了我们的进食量。在食物总量增加的情况下，即使有少量营养素流失，也不会对健康造成过多影响。

此外，在权衡生食和熟食利弊时，我们还需要考虑以下两点因素。

（1）研究表明，生食和熟食的维生素含量差距并不大，仅为3% ~ 26%。

（2）在日常生活中，我们可以通过改变烹饪方式来减少维生素的流失。

不同类型食物的饮食策略

含淀粉类食物：烹饪有助于提高含淀粉类食物的消化吸收率，如谷物、块茎（土豆和红薯等）和豆类等，所以，含淀粉类食物更建议熟食。

蔬菜：橙色和深绿色蔬菜中含有种类丰富的类胡萝卜素，如 β - 胡萝卜素。生食 β - 胡萝卜素生物利用率较低，这种情况可以通过温和加热方式（如蒸熟）改善。虽然烹饪会造成蔬菜中各种维生素的流失（流失量为 3% ~ 26%），但同样可以带来众多益处。所以，蔬菜到底应该生食还是熟食，并没有绝对的答案。

　　肉类：虽然生肉的营养成分含量更高，但也可能含有大量的细菌和寄生虫。烹饪有助于杀灭这些有害物质，并增加肉类的消化吸收率，所以，肉类更建议熟食。

　　水果：水果中含有一种消化酶抑制剂——丹宁酸。虽然烹饪有助于降低水果中丹宁酸的含量，但也会使部分维生素流失。成熟水果中的丹宁酸含量普遍较低，对健康的影响很小，所以，水果更建议生食。

减少食物中维生素流失的烹饪法

　　可以减少食物中维生素流失的方法：

　　（1）食物中的水溶性维生素在烹饪（煮）过程中会溶于水中，将这些水分连同食物一起食用，可以避免水溶性维生素的流失。

　　（2）避免烹饪时间过长或烹饪温度过高。

（3）建议烹饪方式用"蒸"代替"煮"。

（4）要食用新鲜蔬菜，食物长时间储存可能会造成某些维生素的流失。

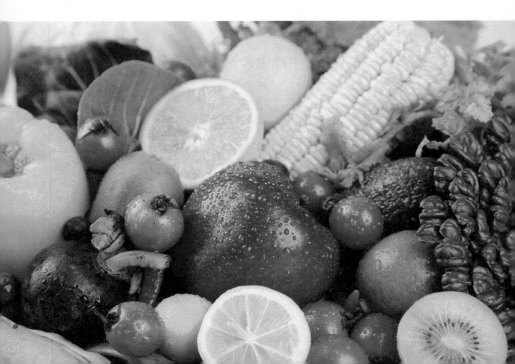

第 3 节 | 喝热水还是凉水?

在日常生活中，我们到底应该选择温度更高的水还是温度更低的水呢？实际上，热水、温水、凉水和冰水对健康的影响均有一定的益处。

热水和温水

（1）热水和温水有助于减缓压力，改善中枢神经系统。

（2）热水和温水能够刺激大汗腺，促进身体毒素的排出。

（3）热水和温水有助于刺激胃肠道收缩，从而改善便秘。

（4）相比凉水和冰水，温水更适合牙齿敏感人群。

（5）相比凉水和冰水，在夏季选择温水更为方便（无须使用冰箱）。

凉水和冰水

（1）饮用凉水或冰水可以使我们燃烧更多的卡路里。这是因为人体将凉水或冰水的温度升高到与人体体温一致的状态时，会消耗额外的热量。喝 1 杯凉水的确比喝 1 杯温水消耗的热量更多，但是，这些热量微乎其微，仅有 8 千卡。如果你想通过这种方法减少 0.45 千克体重，需要将 435 杯温水替换为凉水（1 杯 =240 毫升）。

（2）相比温水，凉水可以更快速地被人体吸收，这对运动时的补水非常有益。此外，凉水还有助于降低体温，提高运动时的表现能力。

（3）相比温水，人们更喜欢凉水的口感。所以，对于那些不爱喝水的人来说，凉水也许更适合他们。

目前，还没有充足的证据表明喝凉水会损害健康。当然，对胃肠道疾病患者来说，温水会比凉水更适合他们。

第 4 节 | 便秘怎么办？

改变日常生活习惯，有助于预防、缓解和治疗便秘，包括以下几种方法。

（1）选择膳食纤维含量较高的食物，如全谷物、豆类、水果、蔬菜和坚果；减少或避免食用膳食纤维含量过低的食品，如快餐食品、部分加工食品和包装食品。

（2）在提高膳食纤维摄入量的同时，大幅度提高饮水量。

（3）提高日常活动量。

（4）进行排便练习，在每天的同一时间段进行排便，养成规律的排便习惯。例如：在早餐后的 15 ～ 45 分钟后进行排便，因为进食有助于促进粪便在结肠内的蠕动。

（5）给自己留出充足的排便时间，通常为 10 分钟以上。有便意时尽快排便，不要拖延。

（6）排便时可以将双脚放在小板凳上，这有助于排便。

（7）如果便秘是由某些药物或膳食营养补剂引起的，请咨询医师，并停药。

（8）医生可能会推荐患者在短时间内使用缓泻药，详情请咨询医师。

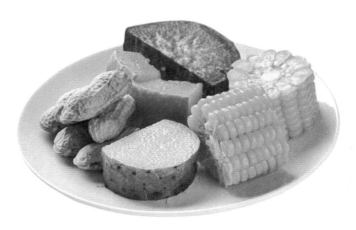

能缓解便秘的无酒精 Mojito

在炎炎夏日，如果有一种冰爽的零脂、零卡饮料，喝了它不仅有饱腹感，还可以解决自己的便秘困扰，你一定很想尝试一下吧？我这就为你介绍这种饮料（无酒精的 Mojito）的制作方法：

（1）将几块冰冻的零卡果冻放入杯中，果冻数量根据个人喜好决定。

（2）往杯中加入两片鲜柠檬进行装饰。另外，再加入一颗小青柠，可以先往杯中捏一下再放进去。

（3）把一两片薄荷叶松散地摆在杯子边上。薄荷叶既美观，又增加了特有的香气。

（4）向杯中倒入大半杯苏打水，一杯无酒精的 Mojito 就做好了。

第 5 节 | 腹泻怎么办？

不同类型的腹泻，病因可能不同。在很多情况下，连医生也无法确定腹泻的具体病因。大多数腹泻都会在四天内自行消除，所以无须刻意寻找病因。

以下方法可以帮助你预防腹泻。

（1）勤洗手。在如厕后、饭前、饭后和换尿布后，用肥皂和温水清洗双手 15 ~ 30 秒。

（2）外出旅行时，应避免：①直接饮用自来水；②购买未经巴氏消毒的果汁和乳制品；③在街边摊贩处购买食品；④食用生的食物，如肉类、鱼类、海产品和蔬菜。

（3）出国旅行前，可咨询医师。医师可能会为你开具某些预防旅行者腹泻的抗生素药物。

（4）对食物进行合理的储存、处理、清洗和烹饪。

（5）腹泻时，应避免食用以下食物：①含酒精饮料；②含咖啡因饮料；③乳制品；④油腻食物；⑤含果糖饮料；⑥水果；⑦辛辣食物；⑧含有山梨糖醇、甘露醇和木糖醇的食物。

（6）大多数专家不建议腹泻期间禁食或采用减脂饮食方案。

（7）为了治疗和预防腹泻引起的脱水，你需要持续补充身体所流失的水分和电解质，具体方案请咨询医师。

第 6 节 | 生理期如何安排运动和饮食？

　　女性的生理周期一共分为四个阶段，共有五种荷尔蒙（激素）控制了女性的生理周期：雌性激素、黄体酮、促卵泡激素、促黄体激素和睾丸酮（简称睾酮）激素。

　　在整个生理周期，这五种荷尔蒙的含量会发生四次变化，将女生的整个生理周期分成四个不同的阶段。每个阶段的心情和身体状态都会发生变化，所以运动、饮食和生活方式也需要做相应的调整。

第一个周期：卵泡期

该周期的持续时间为 7 ～ 10 天。我们的下丘脑会向脑垂体发出一个信号，脑垂体接到信号以后，就会释放促卵泡激素，告诉卵巢开始准备释放卵子。卵泡开始膨胀，雌性激素含量增加，使女性的子宫内壁加厚，为排卵做准备。

该阶段，五种荷尔蒙的含量开始从最低水平逐渐上升。雌性激素的增长会使我们心情变好，而睾丸酮激素的增长，会使人对爱情的欲望增强。我们的大脑在这个阶段非常活跃，人会变得外向、乐观，所以这个阶段非常适合旅游和人际交往。

在卵泡期，女性宜食用新鲜的食物，如蔬菜、瘦肉、鱼类、豆类和谷物等，同时要注意少吃甜食，不要吃太过辛辣的食物。

此外，女性在该阶段可以尝试一些崭新的、富有挑战性的运动。由于身体能量逐渐增强，平时看似困难的运动，在该阶段会显得比较容易。

第二个周期：排卵期

该周期的持续时间为 3 ～ 4 天。我们身体里的促卵泡激素会大量分泌，促黄体激素也逐渐增多，这会让卵泡变得越来越大，引发排卵：卵子进入输卵管内，再经过输卵管进入子宫。该阶段，雌性激素含量持续增长，进一步加厚了子宫内壁，促进了子宫内的免疫细胞生长；睾丸酮激素含量也会迅猛提高，但是当排卵过后，这些含量就开始下降。

随着卵子的释放，有些女性会感到骨盆疼痛，有些女性会出现头疼的症状，还有一些女性会对甜食充满了渴望。

排卵期是女性最重要的社交期，社交能力最强，如果有重要的社交活动，尽量在这个阶段完成。同时，女性在该阶段会对自己的外表异常在意，一些平时并不打扮的女性，也会在这一时期忽然打扮起来。

在排卵期，为了保持内分泌健康，建议食用大量的蔬菜和富含谷胱甘肽（促进排毒）的食物，如苹果、菠菜、西蓝花、牛油果等。这些食物会促进血液循环，抗氧化，帮助女性制造出最健康的卵子。由于该阶段雌性激素含量很高，所以一些女性可能会出现粉刺、水肿等症状，保持充分的水分摄入可以改善水肿症状。

此外，该阶段的身体能量达到峰值，所以在这个阶段可以选择运动强度最大的运动，超越身体极限。

第三个周期：黄体期

该周期的持续时间为 10 ～ 14 天。黄体（排卵后，由卵泡形成的）在卵巢表面生长，促使黄体酮分泌。黄体酮含量上升，有助于保持子宫内壁的完整性。黄体酮含量上升会给脑垂体传递信号，告诉脑垂体停止释放促卵泡激素和促黄体激素，阻止身体继续排卵，保证一次只有一个卵子进入子宫。

该阶段，雌性激素含量会继续上升。如果到达阶段末，卵子还未受精，黄体就会被身体吸收。黄体酮停止分泌，导致月经期来临。同时，睾丸酮含量会持续上升，直到阶段末。

在黄体期，人的体能开始下降，一些女性会出现经期前症状，如浮肿、头疼、情绪波动和对食物的渴望。

该阶段，雌性激素和黄体酮会呈特定比例，女性会更加恋家，所以在黄体期非常适合做家务、整理卧室、采购日用品等。不少女性会更加关心自己的身体保养。在该阶段，应尽量减少应酬，省去不必要的疲劳。

在黄体期，女性应补充富含 B 族维生素的食物；而钙和镁会改善我们身体浮肿的症状；丰富的膳食纤维会改善肝脏、大肠的排毒功能。饮食以低升糖指数食物为主，保证大脑中血清素、多巴胺含量的稳定，防止情绪过分波动。

此外，女性在黄体期的前半段，体能处于较高的水平，所以我们可以继续进行一些高强度的训练。但在黄体期的最后 5 天，则需要降低训练强度，可以尝试瑜伽、慢跑、普拉提等运动，也可以进行一些低强度的力量训练。

第四个周期：月经期

该周期的持续时间为 3 ～ 7 天。当黄体消失后，黄体酮停止分泌。子宫内壁脱落，导致阴道出血，这一时期的雌性激素先是达到巅峰，然后逐渐下降，为下一次排卵做准备。

一些女性会出现褐斑和出血症状，还有一些女性会出现骨盆抽筋、下腰酸痛、疲劳和对食物的渴望。当体内的雌性激素含量从最高点开始下降时，身体可能会感觉到一丝轻松。

该阶段，大脑左半球和右半球的交流会变得非常频繁。这时，人的直觉会变得非常灵敏，容易焦躁、担忧、害怕等。实际上，在月经期出现焦虑、不满足等情况非常正常，当了解这一点后，就会变得轻松很多。

在月经期，由于子宫内壁脱落，一定要选择有营养的食物，如低升糖指数的食物、富含水分的蔬菜和水果等。同时，铁和锌元素在出血时会流失，而海产品可以补铁、补锌，所以也应该在这一阶段食用适量的海产品。

该阶段需要控制钠的摄入，食物过咸会导致身体水肿，同时还要保证水分的充足摄入，可以食用一些天然利尿的食物，如芦笋、黄瓜等。

此外，在月经期的前两天，由于出血较多，可以选择休息或进行一些舒缓性的运动，如瑜伽、慢走等。随着出血越来越少，可以根据身体感觉适当提高训练强度。

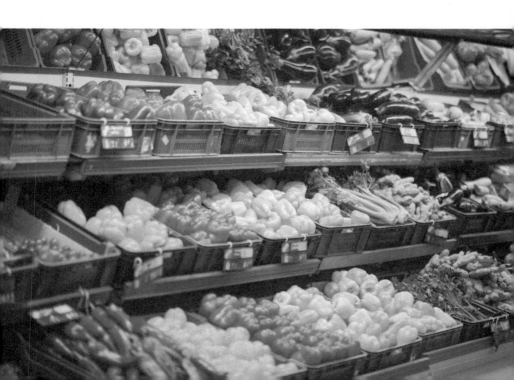

第 7 节 | 减肥会导致脱发?

许多减肥的朋友问我脱发和减肥是否有关系，我要告诉大家的是，脱发与减肥通常没有直接关联。那么你究竟为何会脱发呢？我们一起来了解引起脱发的几大因素吧。

因素一：缺乏蛋白质

要知道，头发是由蛋白质构成的。当我们无法摄入足够的蛋白质时，头发自然会脱落。

因素二：脂肪摄入过多

脂肪摄入过多时，多余的脂肪会通过我们皮脂腺排泄。在排泄的过程中，毛囊容易堵塞，而毛囊的堵塞会导致脱发。

因素三：生活不规律

熬夜会导致人体内分泌紊乱，比如导致雄性激素的上升或下降。当雄性激素上升时，更容易让身体的睾酮转化为二氢睾酮。而二氢睾酮会促进油脂分泌，最终堵塞毛孔，导致脱发。

因素四：节食或长期食用低碳水的食物

当人节食或者长期食用低碳水的食物时，身体的营养素是不足的，而这会直接导致脱发。因此，我们从来不推荐节食或长期食用低碳水的食物。

因素五：微量元素摄入不足

锌、硒、生物素、维生素 A 和维生素 C 等营养素和我们的毛发生长息息相关。日常饮食中要多注意摄入动物肝脏、胡萝卜、牛奶和柑橘类等食物，尽量保证食物种类的多样性。

基于以上几点，我为大家带来如下的脱发缓解方案。

（1）补充足够的蛋白质。

（2）避开高脂肪食物。

（3）生活规律，不熬夜，保证每日充足的睡眠。

（4）科学减肥，切勿节食，每天要吃适量主食。

（5）要保证食物种类的多样性。

此外，很多脱发人士愿意尝试防脱发产品，然而，目前市面上治疗脱发的产品质量良莠不齐。实际上，真正被美国食品药品管理局（Food and Drug Administration, FDA）认可的健发产品并不多，这意味着，市面上大多数防脱健发产品都是无效的。例如，中国消费者普遍认为"生姜洗发产品可以防脱发"，然而，这一观点目前尚无临床数据支持。甚至有研究指出，生姜提取物不仅不能健发，还会导致人的毛囊受损，最终加速毛发的脱落。

那么，哪些防脱发产品或防脱发治疗方法是值得信任的呢？

从医学角度看，首先，外敷药物米诺地尔是有生发效果的（一般会制成喷剂）。这是因为米诺地尔可以促进血管扩张，而血管的扩张为头部毛囊附近的供血提供了更好的条件，因此该药物有促进生发的功效。

其次，口服药物非那雄胺也有生发效果，不过该药物仅限男性服用。非那雄胺的主要作用就是减少头皮血清中的雄性激素二氢睾酮，其有效率超过85%。在临床试验中，虽然有部分测试者反映非那雄胺影响了性功能，然而，这只针对少数人，大多数人并没有这一副作用，所以男性脱发患者可放心服用。

需要提醒大家的是，以上两款药物的使用周期非常长，起步是三个月到半年。一旦中途停药，就会退回到先前的秃顶状态，所以必须坚持使用才能见效。

这里再介绍一种治疗法——软激光头发疗法（Low Level Laser Therapy, LLLT）。该疗法很早以前是用于受伤（包括烧伤）后辅助伤口愈合并减轻疼痛的，之所以被发现用于治疗脱发，是由一个有趣的巧合造成的。20世纪60年代，匈牙利医生Endre Mester在治疗小鼠肿瘤时，把激光水平设置得过低了，所以尽管肿瘤完全没有变化，但是他发现小鼠被照射部位剃掉的毛发，却比未照射部位生长快得多。就此，人们开始研究软激光治疗脱发。

2007年1月，美国食品和药物管理局批准了第一个手持低水平激光治疗头发生长的设备，在其总结中，低水平的激光设备能够治疗男性"男性型脱发"（雄性激素型脱发）。

所以，有脱发困扰的朋友，不妨尝试我推荐的脱发缓解方法。

（1）使用米诺地尔喷剂涂抹头皮。

（2）在脱发较严重的情况下，男性可以使用非那雄胺（女性不能用）。

（3）经济条件允许时，也可以考虑采用软激光头发疗法。

注意以下两点。

（1）出现比较明显的症状时，请及时就医。这是因为脱发的原因有很多，比如真菌感染也能导致脱发。

（2）生发过程极为缓慢，需要三个月到半年才能有效果，大家一定要有足够的耐心。

第8节 | 乳糖不耐受症患者应该怎么吃？

大多数患有乳糖不耐受症的群体，可以在不出现症状的情况下，摄入少量乳糖。以下是乳糖不耐受症患者的减脂饮食策略。

（1）减少食用含乳糖的食物或饮品，包括：①鲜奶；②乳制品；③添加鲜奶或乳制品的盒装、罐装、冷冻、包装和加工食品。

（2）每次饮用少量牛奶，并随餐饮用。

（3）每次在饮食中添加少量鲜奶或乳制品，并观察身体的反应。

（4）尝试乳糖含量更低的酸奶和硬质奶酪。

（5）购买无乳糖或低乳糖的鲜奶和乳制品。

（6）使用乳糖酶产品，促进食物和饮品中的乳糖消化（分解）。

（7）大多数乳糖不耐受症患者可以耐受少量乳糖（通常为12克），所以无须彻底避免含乳糖食物或饮品的食用，因为这些食品也是钙和维生素D的主要膳食来源。

（8）确保钙和维生素D的充足摄入。不含乳糖的钙质来源包括：①含软骨鱼类，如罐装三文鱼和罐装沙丁鱼；②西蓝花和绿叶蔬菜；③橙子；④坚果；⑤豆腐；⑥额外添加钙质的产品，如加钙豆奶；⑦复合维生素和矿物质补剂。不含乳糖的维生素D来源包括：①鸡蛋；②三文鱼；③额外添加维生素D的产品；④复合维生素和矿物质补剂。此外，日光浴也有助于身体合成维生素D。

（9）某些处方药和非处方药含有少量乳糖，使用前请咨询医师。

第9节 | 掉秤就是瘦吗？

体重轻了，代表自己瘦了吗？

在许多人的潜意识中，体重是肥胖的代名词。虽然体重与肥胖有一定联系，但在许多情况下（尤其对健身者而言），体重无法真实地反映一个人的肥胖程度，体重的增减也不能代表一个人的脂肪是否增减。

体重由多种成分构成，包括肌肉、脂肪、水分和骨骼等。即使是肠道气体，都会影响一个人的体重变化。影响体重最主要的三个因素是肌肉、脂肪和水分，体重的增减是这些因素共同作用的结果。例如，脂肪和肌肉减少，水分增加（在体内潴留）可能使体重增长；脂肪增加，肌肉和水分减少（流失）也可能使体重下降。

减重不等于减脂：体重下降，脂肪不一定减少；脂肪减少，体重不一定下降。

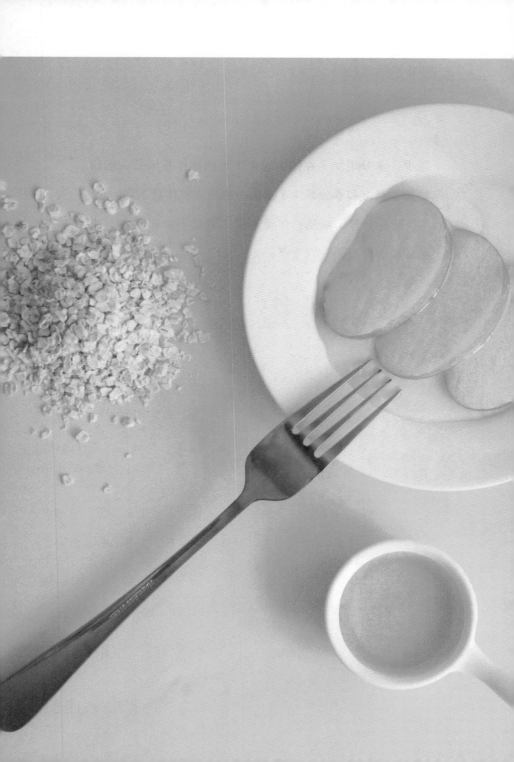

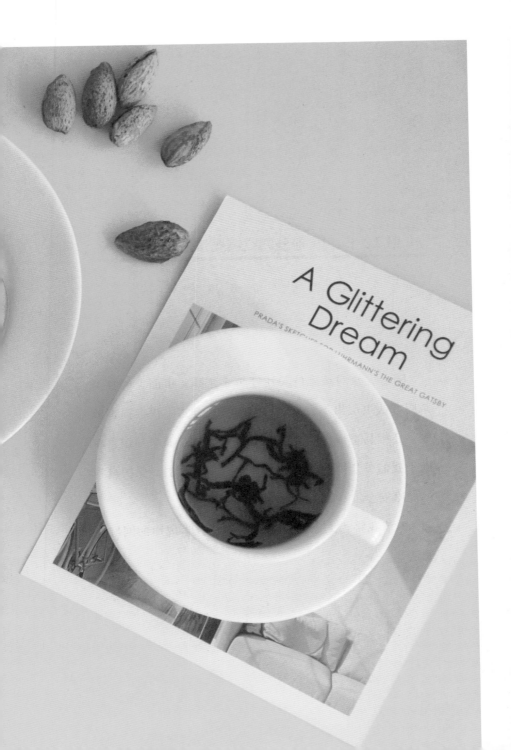

A Glittering
Dream

PRADA'S SKETCHES FOR LUHRMANN'S THE GREAT GATSBY

第 10 节 | 哪些网红减肥法是伪科学？

　　随着大众对减肥的关注度越来越高，市面上的各类减肥方法也层出不穷。不科学的减肥方法不仅会损害健康，还极易造成体重反弹。学习正确的营养学知识，有助于我们分辨那些违反科学规律的减肥方法，保护自身的健康安全。

　　本节我将为大家盘点近年来违背科学规律的网红减肥法。

1. 酵素减肥法

酵素减肥法声称酵素可以减少对脂肪的吸收，同时能帮助使用者分解体内多余的脂肪。然而，事实却恰恰相反。酵素，又叫作酶，是一种大分子生物催化剂。酶的主要功能是加速人体内的化学反应，例如：乳清酸核苷酸脱羧酶可以将化学反应的时间从几百万年缩短至几毫秒。

很多营养物质，由于体积较大，无法穿过肠壁被人体吸收，它们必须被分解成更小的单元才能被消化系统吸收。（消化）酶的作用正是辅助这一过程的顺利进行，并提高碳水化合物、蛋白质和脂肪的吸收率。

2015 年，来自美国内分泌学会的一项研究表明：去除老鼠体内的 5β – 还原酶，可以帮助它们预防肥胖。显而易见，酶不仅无法减少脂肪的吸收，还有可能让你增长更多的脂肪。

既然如此，为什么还有一些人通过酵素减肥法瘦下来了呢？原因就是与酵素产品一起搭配的食谱。使用酵素减肥法时，使用者被要求采用极低热量摄入的饮食方案，所以，真正"帮助"使用者瘦下来的并不是酵素，而是这份毫不值钱的食谱。

酵素减肥法是一种非常不科学的饮食方法，由于它大幅降低了使用者的热量摄入，所以很容易对新陈代谢和内分泌系统产生负面影响。一旦恢复正常饮食，体重反弹几乎是无法避免的。

2．哥本哈根饮食法

哥本哈根饮食法，又叫丹麦饮食法，或丹麦皇家医院饮食法，是一种为期 13 天的减脂饮食法。

哥本哈根饮食法声称：只需 13 天，使用者就可减去 4.5 ~ 10 千克体重。虽然哥本哈根饮食法又名丹麦皇家医院饮食法，但它和丹麦皇家医院没有任何关系。这种饮食方法不仅没有确切的提出者，也缺乏临床实验的数据支撑。

哥本哈根饮食法的核心理念就是大幅度降低全天的

热量摄入（每日热量摄入少于 600 千卡）。在这 13 天内，使用者减去的体重主要来自水分，而不是脂肪。此外，由于热量摄入极低，使用者不仅可能出现营养不良的症状，还有可能引发肾脏、肝脏和肠道疾病。

营养学家和生物学家英格丽德·范·希尔登博士认为：所有人都应该避免使用哥本哈根饮食法。这种饮食法的营养搭配极不均衡，缺乏水果、全谷物和乳制品，可能导致肾脏和肠道疾病。

美国国家糖尿病、消化和肾脏疾病研究所建议：如果你想尝试极低热量摄入的饮食方法，必须在医师的监督和指导下进行，确保自己不会缺乏某些关键营养元素。但是，即使有医师的监督指导，使用极低热量饮食方法也有可能引发某些副作用，包括疲劳、便秘、恶心、胆结石和体重反弹。

3．束腰带减肥法

束腰带是近几年流行于网络的"瘦身神器"，获得了不少女性的青睐。一些束腰带生产商宣称：束腰带可以促进排毒和排汗，增强脂肪燃烧率，帮助使用者快速消灭腹部脂肪。然而，事实真的是这样吗？

束腰带的确可以让你看起来更加苗条，但却无法帮助你消灭腹部脂肪。从营养学的角度来说，只有当身体开始消耗能量时，体内的脂肪才会燃烧。佩戴束腰带并不能使你消耗额外的热量，它所做的只是将腹部的脂肪和器官进行了重新分布。

偶尔在某些重要场合使用束腰带，让你看起来更加苗条，这对健康来说并无大碍。但是，如果长时间佩戴或长期使用束腰带，则会带来众多的安全隐患。

（1）长期佩戴束腰带（挤压腹部）会影响肺部的扩张，从而损害肺部功能。一旦肺部功能受损，则会引起一系列并发症，包括代谢紊乱等。

（2）长期佩戴束腰带会限制日常活动，影响呼吸功能。如果佩戴过紧，还有可能导致肋骨受伤。由于束腰带仅改变了腹部器官和脂肪的分布，一旦停止使用后，体形还会回到原来的形态。

（3）长期佩戴束腰带的安全隐患还包括皮肤过敏、胃酸反流、腹部肌肉流失、腹壁萎缩、内脏位移和内脏功能受损等。

（4）束腰带不等同于力量训练时所用的举重腰带。在运动时佩戴束腰带，会加剧束腰带对身体可能造成的损害。

4．暴汗服减肥法

出汗和脂肪分解是两个相对独立的过程，二者并没有绝对的关联。

出汗，是人体调节体温的一种手段。当我们的核心温度超过37℃时，人体就会分泌汗液，降低体温（汗液中的水分蒸发，导致体温下降）。脂肪分解，则是人体供能的一种手段。我们需要的能量越多（例如运动量增加），身体就会分解更多脂肪，为我们提供能量。

为了方便大家理解两者的差异，以 A 和 B 为例进行说明。

A：在冬季进行户外快走。

B：在卧室穿着暴汗服看书。

从脂肪分解角度来说，A > B，因为在 A 的情况下，身体需要的能量更多，所以脂肪的分解量也就更多；从出汗角度来说，B > A，因为在 B 的情况下，体温升高的速率更快，所以身体需要更多的汗液进行降温。

显而易见，出汗多并不意味着脂肪燃烧更快。暴汗服的使用者之所以减少了更多体重，也仅仅是因为体内水分的流失量增多而已。

5. 椰子油减肥法

椰子油是从椰肉或椰核中提取的可食用油。由于它的饱和脂肪含量较高，所以氧化速率较慢，抗酸败能力较强。椰子油减肥法的推崇者声称：椰子油可以延缓衰老，改善心脏健康，预防阿尔茨海默病、关节炎和糖尿病，甚至有助于减脂。

实际上，由于椰子油富含饱和脂肪，因此受到了多家权威组织的"联合抵制"。世界卫生组织、美国卫生与公众服务部、美国食品药品监督管理局、美国心脏病协会、美国糖尿病协会、英国国家卫生署、英国营养基金会和加拿大营养师协会一致认为：居民应避免或限制食用椰子油。

椰子油对健康的危害与黄油、棕榈油和牛油相当。椰子油富含月桂酸，会增加血胆固醇含量。由于椰子油富含饱和脂肪，热量较高，所以长期食用可能会促进脂肪增长。

现阶段的研究认为：相比于椰子油，菜籽油、橄榄油和花生油等富含不饱和脂肪酸的食用油是更健康的选择，并有助于降低心血管疾病的发病率。

6. 血型减肥法（血型饮食法）

血型减肥法是由彼得·J.德戴蒙等人提倡的网红饮食法。他们认为：血型直接或间接影响着人的性格、体质、寿命、适宜食物和运动类型，所以，减肥也需要根据不同的血型，采取不同的方法。

科学界一致认为：血型减肥法缺乏科学依据。目前，发表在《澳大利亚医学期刊》（*The Medical Journal of Australia*）（2011）、《美国临床营养学杂志》（*The American Journal of Clinical Nutrition*）（2013）和《公共科学图书馆·综合》（*PLOS ONE*）（2014）等学术期刊的多篇文章，已通过实验手段否定了血型减肥法。

7. 《超级减肥王》极速减肥法

作为全美热播的真人秀节目，《超级减肥王》带给了无数人希望。参赛选手不仅在节目过程中减去了不可思议的体重，还获得了丰厚的奖金。然而，现实真的这么美好吗？

2016 年发表在《肥胖》（*Obesity*）杂志上的一项研究为我们揭开了答案。研究人员对 14 名《超级减肥王》的参赛选手进行了长期追踪，并取得了惊人发现。

（1）在节目过程中，这些选手平均减去了超过45千克的体重。

（2）在节目的尾声，这些选手的身体出现了两项明显变化：①体内瘦素水平大幅度降低，导致饥饿感持续增强；②甲状腺功能受损，导致新陈代谢水平降低。

（3）6年后，这些选手的体重全部反弹。瘦素水平和新陈代谢也无法回到赛前状态。

减脂期的减重速度应以每周1～2磅（0.45～0.9千克）为宜。不要相信市面上那些快速减重的饮食方法和减肥产品。最佳的减肥手段必须可以让你长时间坚持下去，在短时间内减去大量体重是需要付出代价的。

8. 过午不食减肥法

过午不食减肥法的理念非常简单，即午饭后不再继续进食。这种饮食方法不仅违背了基本的营养学理念，而且没有任何人体实验进行数据支撑。过午不食饮食法无法满足人体对六大营养素（碳水化合物、蛋白质、脂肪、维生素、矿物质和水分）的需求，长期实施会导致营养不良，损害健康。

　　与过午不食相似的一种饮食理念是在一天中的晚些时段减少热量摄入。一些研究表明：胰岛素的敏感度会在一天中的晚些时段降低，从而增强脂肪的堆积率。但并不是所有学者都认可这一观点。如果你目前正在减脂，那么底线是：确保全天的总热量摄入不要超标。

9. 麦吉减肥法

　　麦吉减肥法是一种混合了多种饮食理念的减肥方法。在这些饮食理念中，仅有少部分具有科学性。麦吉减肥法的总体特点可以概括为三分真七分假。它有如下两个关键漏洞。

　　（1）在整套方法中，经常出现相互矛盾或违背科学的饮食理念。例如：麦吉减肥法建议避免反式脂肪的摄入，并推荐煎炸炒的烹饪方式。避免反式脂肪的确有益健康，但煎炸正是获取反式脂肪的重要途径之一。

（2）麦吉减肥法的食谱没有达到现代营养学的定量标准。常用"吃一半""多吃""少吃"等描述语来代替具体的营养素摄入量。

10.针灸减肥法

没有充足的证据可以表明针灸有助于治疗肥胖。

商家在售卖针灸减肥法时，通常会配备一份低热量食谱和相关运动建议。实际上，真正帮助你减轻体重的正是这些廉价的食谱和运动建议，然而，搭载了"针灸"的噱头，商家可以收取几倍、几十倍甚至上百倍的费用。

11.催吐减肥法

催吐，即吃完东西后，用手或者一些软质工具，用刺激喉咙的方式将食物吐出来。有些商家会教女性使用软性塑料管进行催吐，商家美其名曰"仙女棒"，其实它就是一个比较软的塑料管。

催吐对人体究竟有哪些危害呢？以下为大家罗列了

四点。

（1）催吐容易引起神经性厌食或者条件性厌食。一旦吃完饭就想呕吐，或者特别想去催吐，否则心理上会有不适感。长此以往，吃饭和呕吐便形成了一种条件反射，吃完自然想吐，或者对食物本身没有欲望，引发心理疾病。

（2）催吐严重破坏消化系统。我们都知道，胃酸属于强酸，而我们的牙齿是由碳酸钙组成的，对酸非常敏感，所以经常催吐的人，往往会有一口烂牙——牙齿残缺不齐，颜色呈灰黄色。要知道，胃酸对我们的食道和口腔都有很强的腐蚀作用，容易引起病变。

（3）催吐后，我们实际摄入和消化的食物就非常有限，如此一来，人体所需要的营养物质无法满足，我们就会营养不良。

（4）催吐的时间久了，就会出现几天不吃东西也没有感觉的异常现象。它的可怕之处在于，一旦患上这种病，即便自己想治愈也很困难。

12. 水果减肥法

短期内只吃水果，确实有减肥的效果，但从健康的角度看，这种行为得不偿失，原因有如下几点。

（1）水果的主要营养物质是碳水化合物，水果缺乏人体必需的脂肪和蛋白质。长期只摄入水果，会导致我们的基础代谢能力下降，脂溶性维生素吸收能力下降，进而影响我们的减肥进程。如果水果减肥法的实践时间过长，甚至会让我们形成"易胖体质"，减肥更困难。（易胖体质：因为长期缺乏蛋白质而导致肌肉流失，内分泌不平衡，进而导致我们整体基础代谢下降。）

（2）如果只吃水果，那么碳水化合物、蛋白质与脂肪的摄入量会严重不足。此时营养不良、贫血、骨质疏松症的发生概率大大提高，身体的机能将会受到影响。

（3）水果的饱腹感不够好，人吃完水果后，食欲往往反倒会被勾引起来，我们会越发觉得饥饿，最终可能导致暴饮暴食，吃得更多。

（4）很多水果的热量很高。通过食用水果的方式减肥，热量容易摄入过多，减肥效果适得其反。

13. 零脂肪减肥法

很多人认为，不摄入脂肪就会变瘦。可事实上，肥胖是由于整体能量摄入大于能量消耗导致的。脂肪摄入过多只是其中一部分原因，而脂肪摄入的不足会造成脂溶性维生素吸收障碍，导致营养缺乏。

另外，脂肪又是合成我们性激素必不可少的原料——男性会合成睾酮，女性则会合成雌性激素。所以，完全戒掉脂肪，女性会出现皮肤干燥、生理期异常等情况，男性则会出现精力下降、肌肉萎缩等症状。性激素分泌减少，也会影响钙与骨结合，容易出现骨质疏松。研究发现，女性在节食 18 个月以后，体重虽减了 7 磅，但是骨密度也会随之下降。

14. 生酮饮食法

生酮饮食法比较流行，但根据主流医学和主流营养学的建议，并不是所有人的体质都适合长期坚持，原因包括如下几点。

（1）标准的生酮饮食是减少甚至不吃碳水化合物，取而代之的是要摄入大量脂肪（占比 80% 以上），即以脂肪作为身体主要的供能来源。这一方法较为冒险，因为人体的主要供能来源是碳水化合物，其次才是脂肪和蛋白质。没有碳水化合物作为能量来源前提，脂肪在供能时会产生酮体，酮体的生成量把握得不好的话，还可能造成酮尿症，会影响肾脏功能，严重时会导致酮中毒等问题。

（2）从研究数据上来看，生酮饮食很容易导致脱发。因为摄入大量的脂肪，脂肪的分泌会更加旺盛，进而堵塞毛囊，引起脱发。

（3）生酮饮食的执行和落地其实非常困难。有时候我们单纯地认为，不吃碳水（主食）或者吃极低碳水就属于生酮饮食。但是，我们往往会摄入超量的脂肪和较多的蛋白质，综合热量还是超过我们的身体需求，那我们还是会变胖。

15. 晨间空腹减肥法

早餐是非常重要的一餐。吃好早餐对人的健康，甚至寿命，都有着非常关键的作用。

（1）早上空腹，很容易引起人体胆囊淤滞、排空延缓、胆汁黏稠，甚至导致胆结石的形成。

科学家对因减肥所致的胆结石患者做过专门研究，结果发现：减肥者胆汁中的胆盐含量明显增加，黏液增加至少10倍以上，钙类也增加了40%。而钙与黏液的增加，对胆结石的形成起到了主要作用。

（2）如果早上不吃饭，中午就更容易产生饥饿感。这种情况下，我们在中午就餐时就更容易选择高热量、高脂肪和高能量密度的食物。最终，我们的午餐摄入的热量往往会超过正常情况下早餐与午餐摄入热量的总和。

（3）如果早上不吃饭，那我们只能把其余的热量放在中、晚两餐。在同等情况下，少食多餐对于血糖的稳定、脂肪的消耗，以及人的精力会更好。而在同等热量的情况下，一天只吃一顿或者两顿，其实更容易变胖。

16. 晨间空腹运动减肥法

空腹有氧能让脂肪迅速降低，是当下流行的减脂健身方式之一。但是，需要根据身体的具体情况来安排。

首先，和午后运动相比，早上的空腹运动更容易引起人体血糖的异常。这对平时容易低血糖的朋友并不友好，很容易引起他们身体的不适。对于这一群体，我的建议是：如果一定要空腹运动，必须在有人陪伴的情况下进行。

另外，早上的气温相对较低，而且晨间空气的质量也相对较差，对于心脑功能或者心血管系统不太好的朋友而言，晨间空腹运动也存在发病风险。

因此，我建议大家选择在 16:00—19:00 时锻炼身体。在这段时间，人体的代谢速率最高，体能将到达巅峰，心跳频率上升，减脂效果最好。

17. 抽脂减肥法

抽脂减肥法在短期看来虽然有效，但我个人并不推荐。

在抽脂手术中，医生通常会在手术部位脂肪层开一两个小洞，将插管插入脂肪层，先注射一些分解剂（用于一些筋膜和软组织的分解），然后运用抽脂机的负压把脂肪吸出。抽脂后，虽然脂肪的数量变少，但脂肪的体积却可能会变大，这就是为什么很多人经过抽脂后又出现反弹的原因。抽脂手术后最可能出现的并发症主要有以下几种：血肿、皮肤淤斑、皮肤感觉减退、皮肤皱褶及凹凸不平、伤口感染、皮肤坏死、脂肪栓塞。

近几年，新闻频繁爆出抽脂手术致人死亡的案例。此外，抽脂手术会导致我们皮肤坑洼不平，所以手术后人变得丑陋的报道也是屡见不鲜。因此，我真的不建议大家采用抽脂的方式减肥。

18.药物减肥

（1）奥利司他

目前国内合法的非处方减肥药只有一种，那就是奥利司他，俗称排油丸。

奥利司他可以抑制人体 30% 左右的脂肪酶的活性。这意味着，我们吃下去的脂肪不会被身体吸收，而是会被直接排泄出来。然而，科学实验表明，奥利司他的减肥效果其实也并不理想，而且该药物有如下副作用。

①由于我们吃下去的脂肪没有被脂肪酶分解为脂肪酸分子，进而被人体吸收，那么脂肪就会原封不动地排泄出来。此外，奥利司他会徒增人体肝脏和肾脏的压力，不利于健康。

②奥利司他只能对某一餐进食的油脂产生抑制作用，而且也只能抑制 1/3 左右，它不能分解你身体已经囤积的脂肪。另外，让我们长胖的不只有脂肪，过多的碳水化合物或蛋白质，同样也会导致我们肥胖。而奥里司他仅仅对脂肪有效，对碳水化合物和蛋白质则无效。

（2）白芸豆提取物

白芸豆提取物对于减肥有作用吗？

很多人以为白芸豆提取物能够抑制我们的淀粉酶活性。但是，美国食品药品监督管理局和欧洲食品监督管理委员会等机构都对这一观点进行了驳斥。事实上，白芸豆提取物仅在极个别的实验中被证明可能有效，而在更多的实验中，它确实没有任何减肥功效。

（3）左旋肉碱

目前已经对左旋肉碱做了大样本随机双盲试验，证明对普通人减肥无效。左旋肉碱虽然号称是脂肪的搬运工，但是对于普通人来说，我们人体本身就能够自我分泌足够的肉碱类物质。另外，口服左旋肉碱的吸收率非常低，吃下去的90%的该物质都会随着尿液或粪便排出。左旋肉碱仅仅对素食主义者或者经常断食、节食的人有用，对于普通人是没有作用的。

（4）排油茶

市场上流行的排油茶是没有效果的，长期饮用甚至对身体有害。

这是因为排油茶的主要成分为大黄或泽泻，有时甚至会含有番泻叶。这些成分会促进排便，因为它们有微毒。偶尔喝一次倒是没有问题，但长期饮用，一定会打乱人体自身的排便节奏，使我们无法自主排便。如果喝的时间长久，特别容易引起一种严重的疾病——结肠黑变病。我们的肠道会失去它原有的光泽弹性以及原有的功能。

（5）不合法的减肥产品

市面上常见的不合法的减肥产品，有瘦肉精、西布曲明、肾上腺素、甲状腺素等精神类管制药物。

首先明确一点：上述产品都是不合法的，使用、传播或者销售上述减肥产品，都是违法行为。

这些产品的主要原理是通过激素去抑制食欲，减少能量摄入，从而达到减肥的目的。

服用此类药物，轻则导致口渴、心慌、失眠，重则会导致肝功能异常，产生神经损伤和精神性疾病。服用瘦肉精和西布曲明类药物致死的案例有很多，所以千万不要因为一些不法商贩的营销而去尝试。

超哥小贴士

运动后可以放开吃吗？

即便自己很努力地运动了，也不能放开吃，否则你的辛苦会打了水漂。

不管是健身还是减肥，重点都是"三分练，七分吃"。锻炼固然益处多多，但是锻炼过后，一旦大量进食，很可能你通过运动消耗的热量，还不及你运动后吃的食物的热量多。举个例子，一个蛋黄派大约有100千卡的热量，你吃掉它只需要几秒钟，但是你想消耗掉 100 千卡的热量，你需要跑步 15 分钟以上，多么不值当。

　　所以，在运动后，你依旧要努力控制饮食，这样你才能看到运动的效果。

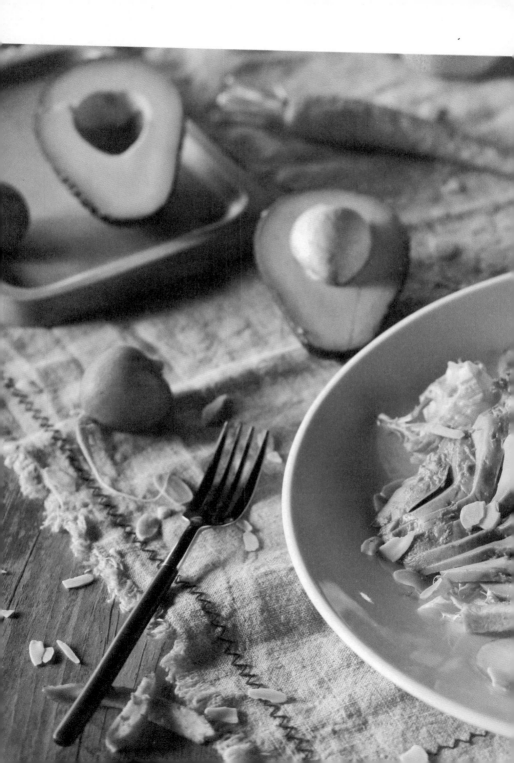

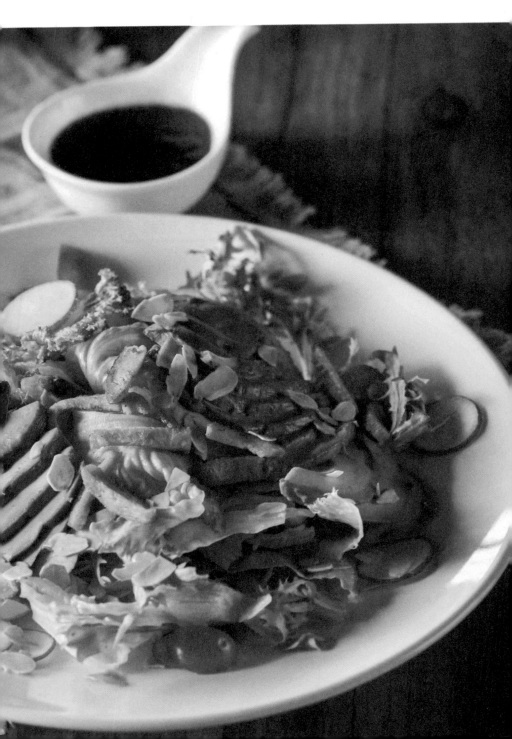

第 11 节 | 怎么防止体重反弹?

对不少减脂者而言，防止减肥成功后的体重反弹，比减肥本身更为困难。究其原因，就是他们没有在减肥过程中养成良好的生活习惯，所以，一份减肥方案是否足够优秀，并不在于它能够帮助你减去多少体重，而是在于它能否帮助你彻底纠正错误的行为习惯。如果你目前正在被体重反弹所困扰，那么以下 10 条建议也许能够助你一臂之力。

（1）每天称体重。来自美国康奈尔大学的研究表明，每天称体重能够"强迫"健身者时刻留意自己的饮食和运动习惯，从而帮助他们保持健康的生活作息。

（2）寻找志同道合的朋友。研究表明，如果你和你的朋友或另一半拥有相同的健身目标，那么在彼此的相互鼓励下，你们将更有可能长期保持健康的生活习惯。

（3）认真吃饭。吃饭时漫不经心更容易导致过量进食，从而引起体重反弹。

（4）每餐先吃蔬菜。来自美国宾夕法尼亚州立大学的研究表明，蔬菜富含膳食纤维，有助于快速提高饱腹感。每餐先吃蔬菜，可以帮助受试者减少12%的热量摄入。

（5）将坚果作为加餐零食。来自哈佛大学的研究表明：坚果富含蛋白质、脂肪和微量元素，虽然热量较高，但如果控制好每日的食用量（一小把），将有助于我们在较长的一段时间内保持饱腹状态，从而防止过量进食。

（6）保持良好的运动习惯。

（7）不断尝试崭新的运动方式，让生活充满新鲜感。

（8）保证充足的睡眠（每晚睡眠时间 ≥ 7 小时）。

（9）学会减压。长期的生活压力会降低新陈代谢，提高食欲，从而促使脂肪的堆积。

（10）永远不要挨饿。来自美国密歇根大学的研究表明，在非饥饿的状态下，人体通常会吸收食物中80%的热量。然而，在饥饿状态下，我们将吸收食物中更多的热量，从而增加体重反弹的概率。

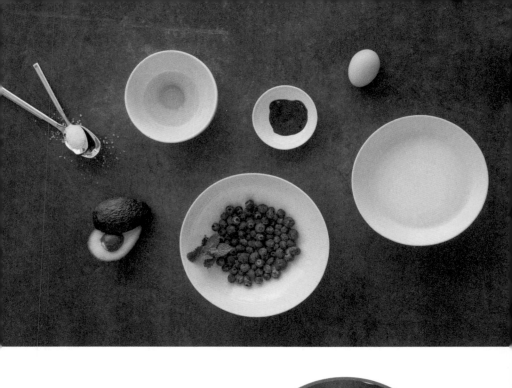
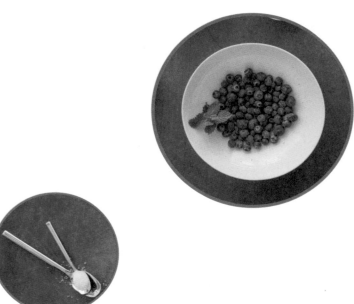

高强度的运动并**不会**造成

肌肉的流失，

相反，如果**中低强度**的运动

时间拉得非常长，反而会让肌肉流失，

让人显得瘦小。

NO.6

增肌期的饮食方案

减脂饮食的重点是制造热量缺口，增肌饮食的重点是摄入足够的蛋白质和脂肪，两者所需的条件并不冲突。

想要更好身材线条的你，可以参考本章的进阶版饮食方案。

第 1 节 | 增肌期的营养需求量

　　增肌饮食方案的制订相对比较简单。一旦确定好蛋白质和脂肪的摄入量，我们只需在增肌过程中适当调整碳水化合物的摄入量即可。

　　（1）蛋白质的摄入量：在增肌阶段，健身者应该在规律运动的基础上，保证充足的蛋白质摄入。当力量训练的强度足够大时，健身者甚至可以将蛋白质的每日摄入量提高至 2 ~ 3 克 / 千克体重。

　　（2）脂肪的摄入量：作为一种重要的营养素，脂肪不仅有助于维持人体的正常生理功能，还能够促进肌肉的恢复和增长。在增肌阶段，健身者每天应摄入 0.5 ～ 1 克 / 千克体重的脂肪，并将脂肪的热量占比控制在 20% ～ 35%。

（3）碳水化合物的摄入量：在增肌阶段，健身者可以将碳水化合物的初始摄入量定为每天 4 克 / 千克体重。如果健身者发现肌肉的增长速度过慢，那么就将碳水化合物的摄入量进行一定程度的上调（每次上调 0.5 克 / 千克体重）；如果健身者发现脂肪的增长速度过快，那么就将碳水化合物的摄入量进行一定程度的下调（每次下调 0.5 克 / 千克体重）。由于我们每个人都存在个体差异，所以健身者只能通过不断的实践探索，找到最适合自己的碳水化合物摄入量。

（4）热量的摄入：假设某健身者的身体活动等级为"高运动量"，那么他的初始饮食方案应为：每千克体重摄入 1 克脂肪、2 克蛋白质和 4 克碳水化合物（相当于 33 千卡热量）。其中，脂肪、蛋白质和碳水化合物的热量占比分别为 27%、24% 和 49%。

第 2 节 | 增肌期的食物选择和进食安排

增肌期的食物选择和减脂期基本一致。在大多数情况下，健身者应选择中－低升糖指数／血糖负荷食物（慢碳饮食法）。此外，我们还需要注意以下几点。

（1）在增肌阶段，早餐可以适量选择一些高升糖指数／血糖负荷食物。经过一夜的睡眠，身体的糖原储备已大幅度降低，这会促进肌肉的分解。此时，选择一些高升糖指数／血糖负荷食物，有助于我们快速补充糖原，使身体从分解代谢状态转变为合成代谢状态。

（2）在增肌阶段，某些健身者（增肌困难户）的碳水化合物需求量要远高于其他健身者。为了在不过度饱腹的情况下满足每日的碳水化合物需求量，这些健身者可以在主餐／加餐中选择适量的高升糖指数／血糖负荷食物，因为这类食物的碳水化合物含量通常较高。

（3）在增肌阶段，适量地选择一些蛋白粉和（或）增肌粉补剂，有助于我们补充每日的碳水化合物和蛋白质。此外，健身者还可以考虑使用支链氨基酸、谷氨酰胺、精氨酸、β－丙氨酸、肌酸和咖啡因等。

大量实践经验表明：8小时饮食法只适合减脂人士，并不适合增肌期的健身者使用。为了保证最佳的增肌速率，健身者应采用"少食多餐"的进食方案（每天进餐5～7次），并将两餐之间的间隔时间控制在3～4小时。在增肌期，我们同样可以采用3+N的进食安排。只不过相比于减脂期，增肌期的加餐次数要更为频繁。增肌期的加餐方案（食物搭配）与减脂期基本一致。

第 3 节 | 增肌饮食方案示例

　　本节将以张先生为例，向大家提供一个具体的增肌饮食方案示例。假设张先生的体重为 70 千克，身体活动等级为"高运动量"，那么他的初始饮食方案应为：每天摄入 280 克碳水化合物、140 克蛋白质和 70 克脂肪。

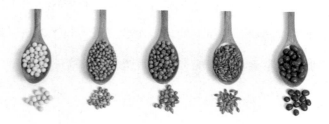

训练日饮食方案（以上午训练为例）

进食类型	食物搭配	具体食材	食材重量 / 克	营养成分含量 / 克
早餐	主食	黑麦面包	100	碳水化合物：49 蛋白质：21 脂肪：13
	蛋白质类食物	鸡蛋	100	
	蔬菜	生菜	—	
运动前加餐	中 - 低升糖指数 / 血糖负荷食物	苹果	200	碳水化合物：30 蛋白质：24
	蛋白质类食物	乳清蛋白粉	20	
运动后加餐	高升糖指数 / 血糖负荷食物	运动饮料	500*	碳水化合物：30 蛋白质：24
	蛋白质类食物	乳清蛋白粉	30	
午餐	主食	藜麦	120	碳水化合物：77 蛋白质：34 脂肪：10
	蛋白质类食物	牛肉	80	
	蔬菜	西蓝花	—	
下午加餐	中 - 低升糖指数 / 血糖负荷食物	草莓	300	碳水化合物：23 蛋白质：0
	蛋白质类食物	—	—	
晚餐	主食	小米	100	碳水化合物：74 蛋白质：25 脂肪：5
	蛋白质类食物	虾	100	
	蔬菜	白菜	—	

说明：

（1）＊单位为毫升。

（2）碳水化合物摄入量为 281 克，蛋白质摄入量为 138 克，脂肪摄入量为 28 克（不包括食用油）。

（3）剩余的脂肪需求量通过食用油或坚果补充。

（4）为了方便计算，忽略蔬菜的营养成分含量以及水果的蛋白质和脂肪含量。

（5）健身者应选择种类丰富的蔬菜。

（6）增力期的饮食方案与增肌期类似。

常见营养学名词解释

1. **营养**（nutrition）：人体从外界环境摄取食物，经过消化、吸收和代谢，用于供给能量，构成和修补身体组织，以及调节生理功能的整个过程。

2. **营养素**（nutrient）：能在体内消化、吸收和代谢，用于供给能量，构成和修补身体组织及调节生理功能的物质。包括蛋白质、脂类、碳水化合物、维生素和矿物质等。

3. **营养价值**（nutritive value）：食物中各种营养素含量多少及其被机体消化、吸收和利用程度高低的一种相对指标。

4. 营养不良（malnutrition）：一种不正常的营养状态。由能量、蛋白质及其他营养素不足或过剩造成的组织、形体和功能改变及相应的临床表现，包括营养低下和营养过剩。

5. 营养低下（undernutrition）：主要是能量或蛋白质摄入不足或吸收不良的一种不正常营养状态，常称为"蛋白质能量营养不良"。它也常常伴有一种或多种矿物质/维生素缺乏。主要表现有体重下降、消瘦、疲倦、精神萎靡、皮下水肿、低血压、脉缓、易感染等。多见于贫困、饥荒、战争或其他食物短缺的情况。

6. 营养过剩（overnutrition）：长期过量摄入能量及宏量营养素引起的一种不健康状态。早期表现为超重，进一步发展为肥胖病。易导致血脂升高，血糖升高，胰岛素抵抗及一些慢性非传染性疾病的发生。

7. 肥胖（obesity）：亦称肥胖症。能量摄入超过能量消耗，过剩能量以脂肪形式在体内贮存，体质指数

（BMI）> 28 千克 / 平方米。可分为：①单纯性肥胖，即无明显内分泌－代谢病病因者；②继发性肥胖，有明确的内分泌－代谢病病因者。肥胖可始于任何年龄，但多见于 40 ~ 50 岁中、壮年。轻度肥胖者无症状；中度肥胖者有易疲乏、无力、气促的症状；重度肥胖者可致左心扩大，心力衰竭，以致发生猝死。单纯性肥胖用运动疗法与饮食控制相结合是最合理而有效的方法。

8. 新陈代谢（metabolism）：生物体从环境摄取营养物转变为自身物质，同时将自身原有组成转变为废物排出到环境中的不断更新的过程。

9. 消化作用（digestion）：①食物大分子在消化道内被水解成比较小的分子的过程；②任何大分子的化学的或酶的水解作用。

10. 吸收（absorption）：经过分解的营养物质被小肠（主要是空肠）黏膜吸收进入血液和淋巴液的过程。

11. 主动转运（active transport）：一种需要能量与载体蛋白的逆浓度梯度的分子穿膜运动。

12. 被动转运（passive transport）：离子或小分子在浓度差或电位差的驱动下顺电化学梯度的穿膜运动。

13. 胞饮（pinocytosis）：营养物质吸收的一种方式。细胞通过伸出伪足或与营养物质接触处的膜内陷，从而将这些营养物质包入细胞内。

14. 糖类（carbohydrate）：亦称碳水化合物，糖、寡糖、多糖的总称，是提供能量的重要营养素。

15. 蛋白质（protein）：以氨基酸为基本单位，通过肽键连接起来的一类含氮大分子有机化合物。

16. 完全蛋白（complete protein）：所含必需氨基酸种类齐全、数量充足、比例适当，不仅能维持成人健康，还能促进儿童生长发育的食物蛋白质。如乳类中的酪蛋白，大豆中的大豆蛋白，肉类中的清蛋白、肌蛋白等。

17. 氨基酸（amino acid）：组成蛋白质的基本单位，是分子中同时具有氨基和羧基的一种化合物。

18. 必需氨基酸（essential amino acid）：体内不

能合成或合成速度不能满足机体需要，必须由食物供给的氨基酸。人体必需氨基酸有九种。

19. 限制氨基酸（limiting amino acid）：食物蛋白质中一种或几种必需氨基酸含量相对较低，影响了其他氨基酸被利用的氨基酸。

20. 脂类（lipids）：亦称脂质，脂肪和类似脂肪物质的统称，包括三酰甘油、磷脂和固醇类。

21. 脂肪（fat）：由1分子甘油和1~3分子脂肪酸所形成的酯，包括一酰甘油、二酰甘油、三酰甘油。

22. 脂肪酸（fatty acid）：一类羧酸，其结构通式为 $CH_3(CH_2)nCOOH$。

23. 必需脂肪酸（essential fatty acid）：体内不能合成或合成量不能满足机体需要，必须由食物供给的脂肪酸。对哺乳动物而言，有亚油酸和 α - 亚麻酸两种。

24. 饱和脂肪酸（saturated fatty acid）：碳链上不含双键的脂肪酸，如软脂酸、硬脂酸。

25. 不饱和脂肪酸（unsaturated fatty acid）：碳

链上含一个或一个以上双键的脂肪酸，如油酸、棕榈油酸、亚油酸、亚麻酸等。

26. 反式脂肪酸（trans fatty acid）：含有一个或一个以上非共轭反式双键的不饱和脂肪酸。氢化油脂被广泛应用于点心、糖果、饮料、冰激凌等食品。然而，反式脂肪酸可增加胆固醇，被认为是引发动脉硬化和冠心病的危险因素之一。

27. 胆固醇（cholesterol）：机体内主要的固醇物质。细胞膜的重要组分，类固醇激素、维生素 D 及胆汁酸的前体。血浆中胆固醇水平过高，可引起动脉粥样硬化。

28. 维生素（vitamin）：人体必需的一类微量营养素。维持人体正常生理功能所必需的一类微量有机物质，分为水溶性维生素和脂溶性维生素两类。人和动物缺乏维生素时不能正常生长，并发生特异性缺乏病。

29. 水溶性维生素（water-soluble vitamin）：能在水中溶解的一类维生素，包括 B 族维生素和维生素 C。

30. 脂溶性维生素（lipid-soluble vitamin）：溶于

有机溶剂而不溶于水的一类维生素，包括维生素 A、维生素 D、维生素 E 及维生素 K。

31. 矿物质（mineral）：人体和食物中含有的无机物。维持人体正常生理功能所必需的无机化学元素，包括常量元素和微量元素。

32. **常量元素（macroelement）**：维持机体正常生物功能所必需、体内含量和需要量较多的元素，有氢、碳、氧、氮、磷、硫、氯、钠、镁、钾、钙等。

33. **微量元素（trace element）**：在人体中的含量占体重的 1/10 000 以下，每日需要量以 mg 或 μg 计的元素，有铁、碘、锌、铜、砷等。

34. **膳食纤维（dietary fiber）**：植物中天然存在的、提取或合成的碳水化合物的聚合物。主要功能是预防便秘，预防血脂异常和肥胖等。

35. 蛋白质互补作用（protein complementary action）：两种或两种以上食物蛋白质混合食用，其中所含的必需氨基酸之间取长补短，相互补充，达到较好的比例，从而提高了蛋白质营养价值的作用。

36. 蛋白质节约作用（protein-sparing action）：由于摄入碳水化合物或脂肪而使蛋白质分解代谢减少的作用。

37. 基础代谢（basal metabolism）：人在基础状况下的能量代谢。即人处在清醒、安静，不受肌肉活动、环境温度、食物及精神紧张等因素影响状态下的能量代谢。

38. 食物热效应（thermic effect of food）：人在摄食时，对营养素进行消化、吸收、代谢转化过程中所引起的能量额外消耗现象。

39. 混溶钙池（miscible calcium pool）：体内的钙有一部分以离子状态分布于软组织、细胞外液和血液中，统称为混溶钙池。混溶钙池的钙与骨钙保持着动态平衡，为维持体内所有的细胞正常生理状态所必需。

40. 营养质量指数（index of nutritional quality）：用营养素含量数据说明食物或膳食质量的指标。用食物或膳食中含有各种营养素占每日推荐摄入量的百分比，与其能量占推荐摄入量的百分比之间的比值表示。实际是指食物或膳食中所含各种营养素的密度。

41. 参考人（reference man）：参考人指成年男性，体重 60 千克，从事轻体力劳动。不同性别、年龄、劳动强度及生理状态的人都可以通过一定的系数折合成参考人，以便将一个群体中的不同个体加合在一起，或者在不同群体间进行比较。

参考文献：

[1] 中国营养学会．营养科学词典 [M].北京：中国轻工业出版社，2013.

[2] 中华人民共和国国家卫生和计划生育委员会．营养名词术语 [Z].2015-12-29.

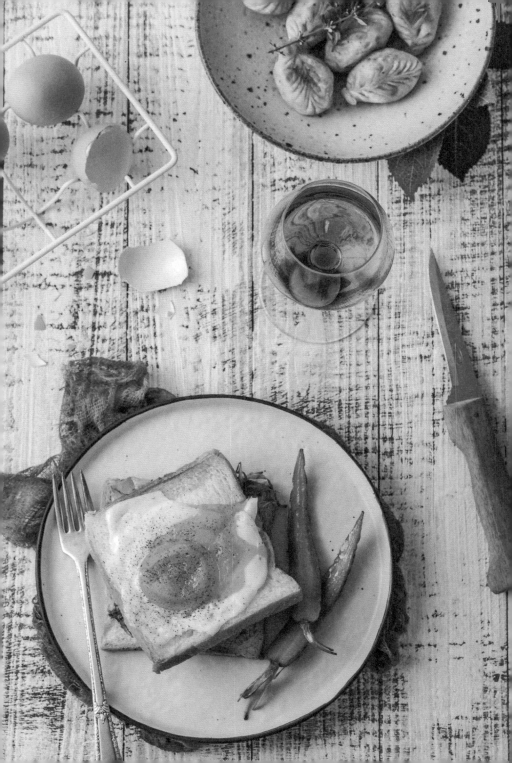